DOTT.SSA ELENA GERLI

# DIETA È

# #lagiustaviadimezzo

# TRA PRIVAZIONE E ABBUFFATA

Titolo | Dieta è #lagiustaviadimezzo tra privazione e abbuffata
Autore | Elena Gerli



REALIZZAZIONE GRAFICA E PUBBLICAZIONE A CURA DI:
WWW.EDITATE.IT

## DISCLAIMER

Questo libro contiene informazioni di carattere generale e non fornisce consigli personalizzati, quindi, non sostituisce la consulenza di un professionista qualificato. Pertanto, l'autrice declina ogni responsabilità per eventuali danni che possono derivare dall'aver seguito i consigli qui riportati.

Alla mia famiglia, mio punto di riferimento e alle mie pazienti,
che ogni giorno mi scelgono.

Con affetto, Elena

# Sommario

# Introduzione

## MI PRESENTO

Mi chiamo Elena, sono Biologa Nutrizionista e mi piace definirmi Nutrizionista Emozionale: ti spiego perché.

Anche quando ne avrei avuto bisogno, mia madre non mi ha mai proposto di portarmi da un Dietologo perché aveva timore di farmi sentire diversa, sbagliata e in punizione, rispetto a mio fratello che di questi problemi non ne aveva.

So cos'è l'effetto yo-yo perché l'ho vissuto sulla mia pelle. Prima per la pubertà, poi per L'Ovaio Policistico (PCOS), il mio corpo è cambiato tanto diventando, per me stessa, un po' invadente, diciamo troppo "prorompente" rispetto alla mia timidezza.

Le critiche? Beh, conosco anche quelle, ma per fortuna non mi hanno mai portata ad avere un rapporto tumultuoso con il cibo, forse proprio grazie ai valori che mi ha trasmesso mia madre.

Credo sia stato proprio il suo comportamento a guidarmi verso la professionista che sono oggi. Quando ho deciso di mettermi in proprio come nutrizionista, una cosa che ho avuto chiara fin da subito è che il mio studio sarebbe stato accogliente esattamente come il mio metodo.

Da qui sono nati prima il blog ***Una nutrizionista per amica***, poi il sito internet e la pagina Instagram; infine il mio mantra: "La dieta è la giusta via di mezzo tra privazione e abbuffata".

Voglio aiutare le donne ascoltandole prima di tutto come persone, voglio insegnare loro la corretta alimentazione prestando anche attenzione a come stanno nel loro corpo e nel profondo di loro stesse. Ecco perché mi piace definirmi Nutrizionista Emozionale!

Per quanto la "dieta" sia da considerarsi uno stile di vita, ormai viene interpretata come qualcosa da fare per un periodo, finché non si raggiunge il peso desiderato: in pratica un insieme di regole ferree perché quel numero arrivi il prima possibile e senza troppa fatica. L'opposto è il "non stare a dieta", ovvero mangiare tutto ciò che si vuole perché ormai il peso forma è stato raggiunto.

Io non voglio più che questo accada. Da anni, lavoro perché sempre meno donne cadano in questa trappola e per far sì che siano sempre di più a uscire dalla gabbia della dieta, abbracciando uno stile alimentare che le faccia stare bene con loro stesse, con gli altri e le mantenga anche in salute.

So bene che uscirne è complicato, lo vedo quotidianamente in studio. D'altra parte so anche che è possibile riuscirci e che per farlo è necessario guidare le persone nel creare nuove abitudini alimentari.

Con questo stesso obiettivo, nel 2020, ho messo tutta la mia esperienza nel mio secondo sito internet, ***La giusta via di mezzo***: voglio divulgare il mio metodo e spiegare quale sia la corretta alimentazione, rendendola semplice e divertente per chiunque.

## COME USARE QUESTO LIBRO

Dopo tutto quello che ti ho detto di me e del mio modo di lavorare, immagino non ti stupirai di leggere qualche consiglio. Vorrei, infatti, che il libro ti fosse davvero utile.

L'ultima cosa che desidero è che finisca dimenticato sulla libreria, insieme a tutti gli altri libri che parlano di alimentazione. Mi spiacerebbe per te perché perderesti una grande occasione, e per me perché ci ho messo il cuore.

Detto questo, ecco come ti consiglio di usare questo libro. Diversamente da tutti gli altri libri sull'argomento, non troverai pagine noiose di teoria per spiegarti cosa sono i carboidrati e i grassi perché a te, della loro struttura chimica, interessa ben poco. Quello che ti serve è capire, nella pratica, come sceglierli, dosarli e abbinarli.

Questo vuol dire, prima di tutto, che troverai spiegazioni semplici di ciò che sta dietro a ogni consiglio alimentare che ti è stato dato negli anni: nulla ti verrà imposto a priori, tutto sarà condiviso con te perché tu possa fare una scelta consapevole. L'ultima cosa che voglio è che tu metta in pratica un consiglio solo perché lo dico io: ci tengo che tu lo capisca e che riesca a metterlo in pratica facendolo tuo.

Per questo motivo, ti consiglio di partire leggendo i capitoli che pensi possano esserti più utili.

Ti faccio un esempio: se ogni tua giornata si conclude con te che pasticci mentre cucini e ti innervosisci perché cedi alle tentazioni ogni sera, per te sarà inutile partire dalla colazione. Ti servirà di più partire con il leggere tutto ciò che riguarda il rientro a casa. Sistemata quella parte della tua giornata, continuerai a leggere il libro partendo sempre dal punto che, in quel momento, ti serve di più.

Questo fino a quando non avrai letto tutto e sarai riuscita a mettere ordine nella tua quotidianità.

Elena

La tua Amica Nutrizionista

# Capitolo 1

## IL TUO OBIETTIVO

Quando decidiamo di intraprendere un percorso dimagrante, ciò che ci aspettiamo è di perdere peso.

Ti sembrerà un'osservazione ovvia, in realtà non lo è. Purtroppo, infatti, nella maggior parte dei casi, questo è l'unico risultato che ci aspettiamo di avere, tanto che valutiamo l'efficacia del percorso solo in base al numero osservato sulla bilancia.

Non solo, ci aspettiamo anche che quel numero sia proporzionale all'impegno che noi riteniamo di aver messo in quel percorso. Questo significa che, qualunque sia la variazione di peso, non saremo mai completamente soddisfatte.

Penseremo di aver sbagliato qualcosa se la diminuzione di peso sarà inferiore a quella che ci aspettavamo, oppure inizieremo a mollare il colpo perché "per così poco non ne vale la pena".

In più, raggiunto il peso, non avremo più motivo di proseguire il percorso, perché l'obiettivo che ci eravamo poste è stato raggiunto: "quel" numero sulla bilancia. A logica il discorso non farebbe una piega, purtroppo però all'atto pratico si trasforma nel recupero del peso. Il punto è che non facciamo più attenzione a come mangiamo, non sentiamo più una ragione per farlo. Questo è uno dei motivi per cui molte di noi sono convinte che le diete non funzionino.

**Cambia prospettiva**

Invece di focalizzare la nostra attenzione sul peso, che mese per mese osserveremo sulla bilancia, dovremmo concentrarci sui benefici di questo dimagrimento.

Per esempio, potremmo concentrarci sugli effetti fisici: la nostra pancia non si gonfia più dopo i pasti e stare sedute tante ore in ufficio non ci crea disagio, perché i pantaloni non stringono come prima.

Allo stesso modo, cambieranno le nostre emozioni: parlare in pubblico non ci metterà più a disagio perché ci sentiremo a posto con noi stesse e, sapendo che il vestito ci cade alla perfezione, saremo sicure di noi.

Concentrarti solo sul tuo peso ti fa perdere facilmente il controllo della situazione. Basterà che tu sia distratta da qualcosa di più divertente, come una cena fuori o una festa di compleanno, per credere di aver guastato tutto e, di conseguenza, decidere di interrompere la "dieta".

Capisci quindi che, se concentri tutta la tua attenzione solo sul numero che vedi sulla bilancia, ti sarà facile restare delusa e pensare di aver rovinato tutto?

## Il tuo peso è solo un numero

Invece di pesarti ogni giorno, magari più volte al giorno, pesati una volta a settimana e prima del weekend, momento di solito dedicato alle uscite con gli amici.

Approfitta di quel momento per guardarti allo specchio e fotografarti: avrai modo di immortalare i cambiamenti, settimana dopo settimana. Nei momenti di scoraggiamento potrai riguardarti e trovare la giusta carica per proseguire il cammino verso il "tuo" peso.

Ancora meglio sarà provarti quel paio di jeans che non metti da anni oppure il tuo tubino preferito che non riuscivi più a indossare. Qualunque capo di abbigliamento tu scelga di provare, sarà sempre meglio della sola bilancia, perché ti mostrerà davvero come sta cambiando il tuo corpo.

Il peso è una somma di grasso, muscolo e acqua, per cui è un dato che non ti aiuta a capire cosa sta succedendo davvero. I vestiti, invece, ti mostrano i punti esatti in cui qualcosa si è perso, semplicemente perché sono più comodi. Anche loro hanno difficoltà a dirti cosa effettivamente è diminuito, se massa grassa o acqua, ma se sono più larghi, come minimo, è perché una delle due è scesa.

Dimagrire significa, infatti, cambiare la propria composizione corporea, perdendo sia acqua che massa grassa.

Per esempio, se inserisci qualche esercizio di tonificazione nella tua quotidianità, avrai un corpo più definito e armonioso, anche se sulla bilancia potresti non vedere variazioni. Il muscolo infatti occupa meno spazio, ma pesa di più, quindi i jeans ti cadono meglio, sono pure più larghi, anche se il peso potrebbe restare fermo: hai perso massa grassa e acqua, ma hai dato più spazio al muscolo! Allo specchio il tuo corpo è più armonioso di prima, anche tonico, eppure il peso è rimasto uguale.

Capisci quanto sia importante avere una giusta visione d'insieme? Se ti focalizzi sul solo peso ti struggi perché non scende; se guardi oltre sei felice perché vedi il tuo corpo che cambia, giorno dopo giorno!

## Nessun numero dice chi sei

Questo è il momento giusto per parlarne perché so bene che all'inizio è difficile non pensarci. Fin da quando siamo piccole veniamo valutate in base ai numeri.

Prima ci chiedono quanti anni abbiamo, poi se andiamo bene a scuola e che voti prendiamo, poi quanto siamo alte. I voti scolastici determinano anche gli alti e bassi in famiglia: quando sono belli i nostri genitori sono felici, quando sono brutti lo sono un po' meno.

Per forza che da adulte continuiamo ad autovalutarci così, con i numeri. È il metodo che hanno sempre usato per valutare noi: lo abbiamo semplicemente fatto nostro. Solo che, col passare degli anni, questi numeri assumono tutto un altro peso, appunto.

Ormai siamo noi stesse per prime a giudicarci, a pensare di valere di più solo perdendo peso, a credere che una volta magre potremo fare ciò che vogliamo, come se ci fossero precluse delle possibilità per via del nostro peso in eccesso.

Siamo noi a darci un voto solo sulla base del numero che vediamo sulla bilancia o di quello che è riportato sull'etichetta dei pantaloni.

Siamo davvero sicure che il nostro valore parta da lì?

Sono fermamente convinta di no: non inizia né finisce lì, perché noi non siamo un numero. Neppure le nostre qualità si misurano in numeri.

A volte, quel numero diventa addirittura una valvola di sfogo, un modo per evitare di pensare ad altro, oppure l'unico modo per far andare dritta una vita che ci sembra storta.

Quel numero non ha realmente quel potere e prima te ne renderai conto, prima uscirai dal meccanismo morboso delle diete.

Sei tu che hai il potere di migliorare ciò che non va nella tua vita, tu e il tuo modo di reagire agli avvenimenti che la caratterizzano. Il tuo peso in questo non può nulla, davvero nulla.

Lavorando su te stessa puoi attuare quel cambiamento che ti farà sentire allineata ai tuoi valori, a ciò che desideri essere e fare nella vita.

Diamo quindi a quel numero il suo vero significato: una cifra che varia in base a come oscilla la tua composizione corporea.

Se dormi male, hai un intestino pigro, bevi poco o sei stressata il tuo corpo tende a produrre più cortisolo oppure a eliminare meno tossine. In entrambi i casi, comunque, si riempie di liquidi e il tuo peso sale, senza che la massa grassa sia, di fatto, variata. Quindi hai preso peso, ma non puoi dire di essere ingrassata visto che la massa grassa è quella di sempre.

Allo stesso modo, puoi esserti concessa una fetta di torta in più ed essere così serena e appagata, non solo da ciò che hai mangiato ma anche dalla serenità con cui hai scelto di farlo, che i livelli di cortisolo scendono e con loro anche i liquidi corporei.

La massa grassa può anche non essere scesa, ma il solo fatto di vedere che il peso scende ti motiva a portare avanti le tue buone abitudini, scegliendo in serenità se e quando concederti qualcosa perché, quando lo hai fatto, il peso non è salito.

Capisci, quindi, che non è solo ciò che mangi a incidere sul tuo peso?

Mi sono prefissata l'obiettivo di spiegarti come fare per mangiare bene, senza dover rinunciare a ciò che ti piace, prendendoti cura anche di te stessa e delle tue emozioni.

## Come smettere di guardare il peso

Avrai sicuramente visto in rete le foto del "prima e dopo": ecco, quello è uno dei modi migliori per monitorare i cambiamenti che avvengono nel tuo corpo.

Puoi farlo anche tu: indossa una maglietta aderente e un paio di leggins e poi fotografati di fronte, di profilo e, possibilmente, anche di schiena.

Scatta queste foto una volta al mese o ogni due settimane: diventeranno il tuo punto di riferimento per verificare, di volta in volta, il tuo cambiamento.

Tieni conto che riplasmare il tuo corpo richiede tempo, è così per tutti. Potresti notare alcuni cambiamenti di settimana in settimana, mentre l'eliminazione di pancia e grasso sulla schiena potrebbe richiedere più tempo e i risultati saranno visibili solo dopo mesi.

Ti consiglio di non limitarti a provare solo un paio di jeans, potrebbe non aiutarti a capire come stanno andando le cose, perché guarderesti solo la parte inferiore del tuo corpo. Avresti anche difficoltà a ricordare chiaramente come ti stavano una settimana o un mese prima.

Le foto, invece, le fai col tuo telefono, lui di certo non sa ciò che stai facendo e quindi non potrà essere né di parte né troppo critico. Sarà il giudice più sincero di tutti, e soprattutto lo sarà la sua fotocamera, quella che ti immortalerà.

Hai presente quando guardi le vecchie foto? Sarà più o meno la stessa cosa. Ogni mese sarà come sfogliare un vecchio album in cui ti sorprenderai a notare ogni più piccolo cambiamento.

Invece di pensare a quanti chili hai preso l'anno scorso, prima di andare al mare, penserai: "Guarda come sta cambiando il mio corpo, settimana dopo settimana. Guarda come si sta evidenziando il mio giro vita, guarda le gambe come sono più snelle!".

Le foto ti diranno davvero cosa sta succedendo, questo è il bello.

Se un giorno dovessi vedere la pancia più gonfia della volta precedente, chiediti se in quei giorni hai mangiato diversamente, se sei stata meno regolare di intestino, se hai dormito male.

Ricordati che non siamo macchine, per questo i cambiamenti sono graduali: più lo saranno e più sarà facile mantenerli a lungo, più saranno repentini e più sarà facile perdersi per strada.

## PRIMA DI TUTTO, ORGANIZZATI

Seguire un percorso alimentare significa cambiare le proprie abitudini e per quanto lo si faccia in modo graduale, è innegabilmente un impegno. Questo succede perché non hai da pensare solo a te, ma anche alla tua famiglia che, a volte, ha gusti diversi dai tuoi.

Tu non hai bisogno di mangiare in modo diverso da loro, non ci sono alimenti che ti sono proibiti (se non per particolari problemi di salute, ma, anche in questo caso, c'è una soluzione), devi solo migliorare la qualità dei tuoi pasti, il tuo modo di abbinare i cibi e il tuo modo di fare la spesa.

Tutto questo insieme di incombenze spesso fa sentire noi donne in perenne ritardo. La soluzione però è semplice, così semplice che spesso neppure la vediamo!

### Ecco di cosa hai bisogno

La cosa più utile di tutte è organizzarti e per farlo hai bisogno di capire quali sono le tue esigenze.

Molte volte, quando vogliamo perdere peso, pensiamo di avere bisogno di una dieta rigida fatta di grammi e cibi ben definiti, così da sapere sempre cosa comprare e cosa mangiare.

Puntualmente, però, salta fuori un imprevisto e quel menù va a farsi benedire. Non riusciamo più a fare la spesa con la stessa regolarità di prima e ci ritroviamo col frigo quasi vuoto e un menù impossibile da seguire.

Succede perché quel menù non può prevedere cosa succederà nella tua vita da lì a qualche mese, e non può neppure sapere quali sono i gusti della tua famiglia, visto che il percorso è tuo e la "dieta" l'hanno assegnata a te.

Il punto è capire quali sono le regole di una buona alimentazione, per poterle poi personalizzare secondo i gusti e le esigenze della tua famiglia. È l'ambiente in cui vivi e non puoi non considerarlo, esattamente come il tuo lavoro o le attività extralavorative che hai il desiderio di coltivare.

## Chiedi aiuto

Proprio perché la tua famiglia è parte della tua vita, ti consiglio di condividere i tuoi desideri e i tuoi progetti coi suoi membri.

Non hai idea di quante donne senta rinunciare ai propri sogni in attesa del momento perfetto. Ti svelo un segreto: questa coincidenza astrale non esiste, smettila di aspettarla e cerca invece di capire come fare a iniziare.

Un buon punto di partenza potrebbe essere quello di comunicare alla tua famiglia il tuo desiderio, per esempio perdere peso, condividendo anche il motivo per cui nutri questa necessità e di cosa hai bisogno che faccia per aiutarti.

Ti sorprenderesti nel vedere quanto cambia il comportamento dei tuoi famigliari, se si sentono coinvolti nel tuo progetto e comprendono le tue motivazioni. Ricordati anche che mettersi in fondo alla fila perché sei mamma non fa bene a te e neppure a loro, perché la felicità della famiglia dipende dallo stato d'animo di ogni componente.

Ci tengo a dirti un'ultima cosa: quando uno della famiglia ha un problema di salute, come può essere un'allergia alimentare, tutti si stringono attorno a lui e si adeguano. Sono convinta che questo si possa fare anche di fronte ad un semplice colon irritabile. Come leggerai più avanti, migliorare la propria alimentazione non fa male a nessuno, credimi.

## IL DIARIO DELLA GRATITUDINE

La vita di una donna è complicata, diciamocelo! Una volta che mettiamo su famiglia iniziamo la nostra maratona tra il lavoro, i figli, la spesa, le attività extrascolastiche e chi più ne ha più ne metta.

Il risultato è che quando decidiamo di fare qualcosa per noi stesse ci sentiamo tremendamente in colpa, anche quando si tratta di una semplice "dieta". Abbiamo sempre l'impressione di trascurare i figli, il marito, il compagno e torniamo a metterci in ultimo piano.

Finché un bel giorno decidiamo che è giunto il momento di fare sul serio, perché non ce la facciamo più, così decidiamo di metterci a "dieta" e fare attività fisica. Siamo super concentrate, sembriamo superwomen che fanno mille cose in un giorno, incastriamo tutto, ma siccome sappiamo che non vogliamo tenere questo ritmo per troppo tempo (perché ci sembra, appunto, di trascurare la famiglia) decidiamo che deve durare il meno possibile: la trappola delle diete rapide è lì per noi.

Perdiamo i nostri chili, ci piacciamo di più, siamo fiere di noi e pensiamo di poter tornare alla nostra quotidianità, ormai diventate bellissime ai nostri occhi: finalmente tutto quadra alla perfezione. Peccato che la nostra quotidianità sia rimasta esattamente la stessa e che non si sia adeguata alla nuova versione di noi stesse.

Per cui, nel giro di neanche un mese, ci ritroviamo punto e a capo e magari pure con qualche chilo in più rispetto a quando siamo partite. Torniamo alla vecchia versione di noi stesse e ci mangiamo le unghie dalla rabbia: è colpa della nostra famiglia, è lei che con i suoi gusti così diversi ci rende impossibile restare a dieta!

Ne siamo proprio sicure?

## Gratitudine o celebration list?

Prima di imbarcarti ancora in un'impresa simile, lavora su te stessa. Hai bisogno di vedere ciò che di bello c'è nella tua vita, prima di aspirare ad avere il fisico che hai in mente.

Il fisico è solo lo specchio di come stai dentro di te, che poi influisce anche sul tuo umore, su ciò che mangi, su come stai con la tua famiglia.

Il diario della gratitudine è un vero toccasana: ha lo scopo di porre attenzione sulla tua vita, ti aiuta a focalizzare anche su cose così piccole da non essere quasi visibili. Sono proprio quelle, le più semplici, che ci rallegrano di più l'animo!

Ti dico tutto questo perché l'ho provato sulla mia pelle. In un periodo di forte insoddisfazione ho utilizzato la Celebration List, grazie alla quale ho capito che avevo tanti motivi per essere fiera di me stessa e, soprattutto, che a fine giornata avevo portato a termine più cose di quante pensassi.

La sera, a letto, compilavo un elenco delle cose che avevo fatto quel giorno e per le quali, in tutta onestà, avrei potuto essere fiera di me stessa. Mi ha aiutato moltissimo, finché ho avuto bisogno di altro.

A volte la vita ci mette di fronte a delle difficoltà ben più grosse di noi e se mi conosci, di persona o attraverso i social, sai bene di cosa parlo. Sentivo che così non sarei riuscita a continuare, che il peso era troppo imponente e ho deciso di reagire. Sapevo che scrivere mi sarebbe stato d'aiuto e ho cercato ispirazione su internet.

Mi sono imbattuta così nel Diario della Gratitudine e ho iniziato a compilarlo ogni sera, scoprendo che anche la mia vita è ricca di bei momenti, anche se nessuno di questi è al mare, a Parigi (città che adoro) o in montagna. La mia quotidianità, ai miei occhi così piatta, è diventata ricca di istanti e momenti speciali.

Il Diario della Gratitudine ti aiuta a capire che ogni vita vale la pena di essere vissuta, malgrado le difficoltà che ci offre, perché anche trovarne il bello qua e là può essere fonte di gioia.

Compilalo anche tu e, quando ti senti triste, alternalo alla Celebration List. Quando hai l'impressione che tutto ti sfugga di mano usa questi strumenti, ti aiuteranno a cambiare il tuo approccio alla giornata e cambieranno, di conseguenza, anche le tue abitudini alimentari.

# Capitolo 2

## LA COLAZIONE

### Perché è così importante: la verità

La colazione è il pasto più importante della giornata, credo tu lo abbia sentito dire più volte. Ciò che forse non sai, è ciò che sta dietro a questa affermazione: ebbene, fare colazione entro un'ora dalla sveglia, col tempo, attiva il metabolismo.

Appena svegli, infatti, dopo le 8 ore di digiuno notturno, l'ipofisi fa un controllo per capire se e quali energie siano disponibili. Se ti alimenti in modo non equilibrato entrerà in allarme e metterà in pista una serie di meccanismi compensatori. In pratica, se percepisce una carenza energetica (quindi un'alimentazione scarna e sbilanciata), attiva la "modalità eco", cioè cercherà di consumare il meno possibile perché non ha abbastanza "carburante" per permettersi di usarne troppo o, addirittura, di sprecarlo.

Un'altra abitudine che aiuta il tuo corpo a bruciare di più è cambiare colazione ogni volta che puoi. Non succede nulla se per tre giorni fai sempre la stessa, ma se dovessi mangiare sempre le stesse cose per mesi e mesi, invece sì.

Questa "monotonia" influisce sul lavoro del fegato che, vedendo arrivare sempre la stessa colazione, si tiene meno attivo.

La varietà è una cosa fondamentale per il nostro corpo anche quando parliamo di stile di vita: se, per esempio, fai un lavoro attivo (quindi non sedentario) e lo fai da 15 anni, sarà difficile che il tuo corpo riesca a trarne vantaggio, perché quella monotonia lo spinge a "sedersi un po'" e a vivere come se non ti muovessi affatto. Prova ne sono quelle persone che, dopo anni in uno stesso ambiente, iniziano a prendere peso pur mangiando allo stesso modo.

Tornando alla colazione, e a quante volte sarebbe importante cambiarla, ci tengo a dirti fin da ora che è la ripetitività delle buone abitudini che fa la differenza: allenate quotidianamente, con qualche eccezione, sono quelle che ci permettono di cambiare la nostra composizione corporea. Allo stesso modo, una cattiva abitudine diventa deleteria se viene applicata ogni giorno, mentre se praticata ogni tanto ti rallegra un po' e non rovina il lavoro fatto fino a quel momento!

Il mio consiglio è di variare colazione ogni volta che ti è possibile farlo, tutte le altre volte stai serena che non succede nulla!

## La colazione bilanciata spiegata semplice

Una colazione equilibrata è composta da:

- una fonte di proteine
- una fonte di carboidrati
- una fonte di grassi.

Ok, detta così sembra molto semplice, ma so bene che nella realtà non lo è, perché sapere cosa è da considerare grasso, cosa proteina e cosa carboidrato non è facile come sembra.

Questa confusione deriva dal fatto che ogni alimento contiene una percentuale di questi "ingredienti" (noi nutrizionisti li definiamo "macronutrienti") e che ognuno è presente in quantità diversa. Questo significa che alcuni alimenti contengono più carboidrati, altri più proteine e altri ancora più grassi. Proprio sulla base di questa differenza vengono divisi nelle tre categorie.

Ti faccio subito degli esempi, considerando colazioni dolci e salate, così ti chiarisco subito le idee...

**PROTEINE**

Latte di mucca

Latte di mandorla

Yogurt da latte vaccino

Yogurt di mandorla

Yogurt greco

Formaggi freschi e stagionati

Frutta secca

Semi oleosi

Salmone

Uova

Tacchino affettato

Tofu

Semi di chia

**CARBOIDRATI**

Cereali integrali

Fette biscottate integrali

Gallette

Pane integrale

Pane integrale senza glutine

Frisella integrale

Brioche integrale

Brioche vegana

Biscotti integrali

Frutta fresca

Marmellata

Frutta essiccata

Pomodori

Ceci

**GRASSI**

Avocado

Olio

Latte di mucca *

Latte di cocco

Latte di mandorla *

Yogurt da latte vaccino *

Yogurt di cocco

Yogurt greco

Formaggi stagionati *

Frutta secca *

Semi oleosi *

Salmone *

Uova *

* Alcuni alimenti sono inclusi sia nell'elenco delle proteine che dei grassi, perché contengono una percentuale molto simile di entrambi i nutrienti.

Nell'elenco dei carboidrati invece, vanno inseriti non solo i cibi che contengono principalmente questa categoria di macronutrienti, ma anche tutti quelli che alzano il livello di zuccheri nel sangue (la glicemia). Per esempio, se stessimo parlando della cena, le carote sarebbero da considerare un'alternativa al pane, perché molto ricche di zuccheri.

Ne approfitto anche per parlarti delle fibre. Avrai sicuramente sentito dire che sono un ingrediente fondamentale di un'alimentazione sana, perché nutrono la flora intestinale, contribuendo a una regolare evacuazione e perché favoriscono la sazietà, regolando la glicemia. I maggiori rappresentanti di questa categoria sono frutta e verdura, a cui si aggiungono i carboidrati complessi, come quelli integrali che ho inserito nell'elenco qui sopra.

Malgrado la loro importanza, non ho inserito le fibre come categoria necessaria a comporre una colazione bilanciata, perché gli alimenti che ne contengono di più (frutta e carboidrati complessi) sono anche quelli che alzano il livello di zuccheri nel sangue e, come tali, sono da considerarsi parte del gruppo dei carboidrati.

Parlare della frutta come fosse solo una fonte di fibre significherebbe rischiare di associare due fonti di carboidrato nello stesso pasto; cosa che succede, a colazione, mangiando pane e marmellata, convinte che sia un abbinamento perfetto.

Non voglio dirti che non lo sia, semplicemente non è così innocuo come pensi: abbinare più fonti di carboidrato non fa altro che fare alzare ancora di più i livelli di zuccheri nel sangue, processo che spinge il nostro corpo a trasformare in grasso tutti quelli non consumati. Purtroppo l'organismo non è capace di conservare gli zuccheri così come sono: ecco perché un eccesso di zuccheri fa ingrassare.

## Aggiungi invece di togliere

So a cosa stai pensando: "È troppo difficile, non ce la farò mai". Calma e gesso, ora ti spiego meglio.

Abbiamo detto che la colazione deve contenere una fonte di proteine, una di carboidrati e una di grassi. In realtà, questa è una proporzione. Per essere sicure di tenere a bada la glicemia, a una fonte di proteine devono corrisponderne una di carboidrati e una di grassi.

Lo so, ti hanno sempre detto che il problema sono i carboidrati e che i grassi vanno evitati, ma la verità è un'altra: se vuoi evitare di contare le calorie per tutta la tua vita e di privarti di ciò che ti piace di più, devi imparare a ragionare in modo diverso.

In pratica, hai bisogno di capire come abbinare gli alimenti perché non facciano brutti scherzi alla tua glicemia. Ogni volta che il livello di zuccheri si alza, il nostro corpo produce insulina, un ormone che ha il compito di trasportarli all'interno della cellula perché possa usarli e ricavarne energia. Quando sono troppi, il nostro corpo preferisce conservarli come "scorta energetica". L'essere umano è nato e cresciuto nelle caverne e ha sviluppato il bisogno di fare scorte per i "momenti di magra". È un'abitudine che il nostro cervello ha sviluppato per garantirci la sopravvivenza e continua a metterla in pratica, anche se oggi abbiamo i frigoriferi, i congelatori e i supermercati da cui rifornirci.

L'insulina è, quindi, il primo ormone coinvolto nella perdita di massa grassa e, di conseguenza, nella perdita di peso. Da lei dipende la tiroide, che è molto sensibile ai livelli di zuccheri nel sangue: più oscillano, passando continuamente da periodi di libertà alimentare a periodi di magra, più si confonde fino a non funzionare più.

Anche lo stress è legato ai livelli degli zuccheri: quando siamo in emergenza il nostro corpo produce più cortisolo. Il suo compito è quello di mettere in circolo tutto lo zucchero disponibile per mandarlo al cervello e ai muscoli. Il primo deve poter ragionare sul da farsi, i secondi devono permetterci di scappare. Come ti ho detto prima, il nostro cervello ragiona come se vivessimo ancora nelle caverne.

Il motivo per il quale mi sentirai sempre parlare di zuccheri, glicemia e insulina è che sono proprio loro i primi responsabili del tuo peso. Ne sono una riprova tutte quelle persone che, una volta ingrassate, fanno gli esami del sangue per verificare la funzionalità della loro tiroide e scoprono di non avere problemi da quel punto di vista, ma che glicemia e insulinemia sono troppo alte.

Ecco perché voglio insegnarti ad aggiungere invece che a togliere: se impari ad abbinare tra loro le diverse tipologie di alimenti, terrai a bada la massa grassa perché il livello di zuccheri nel tuo sangue sarà sotto controllo!

Per farlo, dovrai abbinare a ogni fonte di carboidrato una fonte di proteina e di grasso. Così facendo ti sazierai a lungo e senza difficoltà vedrai cambiare le forme del tuo corpo e scendere il peso.

## Qualche esempio di colazione bilanciata

Ti faccio qualche esempio pratico, perché so che sono di aiuto per capire meglio questo approccio alimentare. Prenderò spunto dalle mie colazioni:

- Fette biscottate integrali con marmellata, frutta secca e latte di cocco
- Fette biscottate integrali con yogurt di cocco e frutta secca
- Frisella integrale, feta, olio, origano
- Galletta di riso integrale, avocado, salmone affumicato
- Pane integrale, hummus di ceci (contiene olio) e semi oleosi
- Pane integrale con formaggio di tofu (contiene tofu, anacardi, acqua, olio e spezie varie)
- Banana, crema di arachidi, semi di chia

Come vedi, a volte associo anche due fonti di proteine/grassi a una sola fonte di carboidrati. Lo faccio perché, come ti ho raccontato nell'introduzione del libro, soffro di ovaio policistico (PCOS) e, purtroppo, anche di insulino-resistenza (indotta proprio dalla PCOS), per cui voglio essere sicura di tenere a bada gli zuccheri.

Se hai bisogno di perdere peso o anche tu soffri di PCOS puoi fare come me, magari ispirandoti alle mie colazioni! Altrimenti, datti anche solo l'obiettivo di abbinare una fonte di carboidrati a una di proteine e di grassi, che andrà benissimo. Vedrai che, ragionando in questo modo, le tue colazioni diventeranno non solo più varie, ma anche più gustose.

## LE TABELLE NUTRIZIONALI

Sai davvero cosa metti nel carrello? Di questi tempi fare la spesa è diventato una vera impresa, perché purtroppo l'industria alimentare punta alla sola vendita, anziché a prendersi cura dei propri clienti. A questo si aggiungono i ritmi serrati a cui siamo sottoposte, causa lavoro e organizzazione famigliare. Questo stile di vita ci toglie così tanta energia, che quando arriva il momento di prestare attenzione non riusciamo a farlo e ci lasciamo trasportare dagli eventi.

Nel caso della spesa, spesso ci abbandoniamo a ciò che la pubblicità ha fissato nella nostra mente, senza neanche avere il tempo di accorgercene. Oppure facciamo fede a quanto scritto sulla confezione, perché pensiamo che ci dica esattamente cosa stiamo acquistando: è più comodo e non richiede concentrazione né tempo in più.

In un lampo nei nostri carrelli ritroviamo una serie di prodotti poco salutari che, magari, ricompreremo anche il mese successivo, presi dalla stessa foga di fare in fretta.

Una soluzione potrebbe essere acquistare solo prodotti alimentari a fini dietetici, così da risolvere il problema alla radice, solo che non sono sempre di qualità. Oppure, ancora, decidere di non curarsi di ciò che si acquista, ma sarebbe puro masochismo: la nostra salute ne risentirebbe e, col tempo, anche il nostro peso.

Credo quindi che la cosa migliore sia convincersi del fatto che una vita salutare parte anche da ciò che mettiamo nel carrello. Dobbiamo per forza scegliere consapevolmente questa strada e trovare il modo di percorrerla, che si abbia voglia o meno, che si abbiano le energie o meno, che si abbia il tempo o meno.

## È più facile di quanto pensi

Ora ti spiego come fare. Per prima cosa non pretendere di conoscere tutti i prodotti del supermercato in un colpo solo, quello sì che sarebbe utopistico. Scegli un giorno in cui hai un po' di tempo per te e passa al setaccio tutti i prodotti che hai in dispensa e nel frigorifero.

Controlla:

- La tabella nutrizionale.
- La lista degli ingredienti, focalizzando l'attenzione sulla quota di zuccheri presenti in 100 gr di prodotto.

Ti consiglio di controllare i valori contenuti su 100 gr di prodotto perché quella è l'unità di misura che si utilizza anche nelle vecchie tabelle per l'analisi bromatologica degli alimenti (sono tabelle che indicano la quota di carboidrati, lipidi, proteine e fibre di ogni alimento). Quindi, qualunque prodotto o alimento tu debba confrontare, fare riferimento a una quantità standard ti agevolerà.

So bene che, fino a oggi, hai guardato la porzione di riferimento, ma facendo così hai assunto più zuccheri del dovuto, senza rendertene conto. L'obiettivo, infatti, è scegliere un prodotto che abbia una quota di zuccheri non superiore a 2 gr su 100 gr di prodotto. Sono accettabili, ma non preferibili, i prodotti che ne contengono 3-10 gr su 100. Invece, fare riferimento alla porzione significa due cose:

- Assumere in proporzione più zucchero, perché i 2 gr sarebbero valutati sulla porzione, che solitamente è inferiore ai 100 gr (vorrebbe dire mangiare un prodotto più concentrato di zucchero).

- Mettersi in condizione di non poter confrontare agevolmente i vari prodotti, visto che non tutti riportano la dicitura "a porzione".

Una volta verificata la quantità di zucchero, è bene controllare la sua posizione nell'elenco degli ingredienti e successivamente la tipologia:

- Se lo zucchero si trova elencato tra i primi 3 ingredienti, significa che rappresenta una percentuale piuttosto elevata del prodotto (cioè la maggior parte del prodotto è composto da zucchero, anche se la quota in grammi è giusta). I primi tre ingredienti riportati nell'elenco, infatti, sono quelli che compongono dal 70 all'85% del prodotto stesso.
- Se invece lo zucchero non compare tra le prime tre voci degli ingredienti, allora il prodotto è in assoluto da preferire perché

contiene pochi zuccheri e questi rappresentano una piccola percentuale del totale.

Fatta questa verifica e individuato il prodotto giusto, si deve verificare se contiene altre forme di zucchero, nascoste sotto mentite spoglie non facilmente riconoscibili:

- Se trovi parole come fruttosio, destrosio (il nome chimico dello zucchero da tavola), glucosio, lattosio, galattosio (grosso modo tutto ciò che termina con "osio"), maltodestrine, melassa, zucchero invertito, zucchero semolato, succo di canna, sciroppo di acero, sciroppo di mais, sarebbe meglio lasciare il prodotto sullo scaffale perché sei in presenza di zuccheri ad alto impatto glicemico. Puoi concederteli ogni tanto, ma consumarli con regolarità proprio no: vedresti lievitare i livelli di zucchero nel sangue e poi la massa grassa. Più questi zuccheri sono lontani dai primi tre ingredienti e più si riduce la loro presenza nel prodotto, ma il loro grosso impatto sulla glicemia li rende pericolosi comunque, soprattutto se hai problemi di sovrappeso, tiroide e insulino resistenza (spesso associata ad ovaio policistico, PCOS).

Una volta distinti i prodotti ricchi di zucchero da quelli meno ricchi, saprai cosa non dovrà più entrare nella tua dispensa e cosa, invece, potrai continuare ad acquistare. Questo non significa che dovrai buttare ciò che hai classificato come "cattivo": consumalo e poi cerca di non comprarlo più.

La volta successiva che andrai a fare la spesa, potrai cercare in quel reparto dei validi sostituti.

Puoi anche farlo in anticipo grazie a una ricerca online, oppure decidere di fare la spesa in un giorno o in una fascia oraria in cui hai il tempo di leggere le etichette. Vedrai che in questo modo ti creerai un piccolo "parco prodotti di qualità", che potrai estendere mano a mano procedendo per gradi. Alcune volte farai la spesa nei ritagli di tempo, comprando ciò che già conosci, altre volte esplorerai di più.

Credimi, procedendo per gradi avrai modo di diminuire lo stress e di apprezzare di più il cammino verso questa spesa consapevole.

Un ultimo consiglio: non ti curare delle calorie totali del prodotto (che non ci interessano molto, né ora né dopo), né del quantitativo di grassi. Anche di questi ti occuperai più avanti. Gli zuccheri sono il tuo primo nemico, perché favoriscono l'accumulo di grasso e l'aumento di peso, due fattori che ci fanno invecchiare male: ecco perché ti dico di partire proprio da loro.

## Due prodotti a confronto

Voglio fare una precisazione sugli zuccheri che nasce dalle varie richieste che mi sono state fatte, sia in studio che attraverso il mio profilo Instagram. Tra un prodotto a basso contenuto di zuccheri e uno contenente farina integrale o cereali e una bassa quota di zuccheri, è migliore il secondo.

Questo perché, contenendo prodotti integrali o cereali (quindi carboidrati non raffinati), ha un indice insulinico più basso, ovvero alza meno la glicemia, sazia più a lungo e ci aiuta a stare meglio e a perdere peso.

L'altro prodotto, a basso contenuto di zuccheri ma senza ingredienti integrali o non raffinati, può essere tranquillamente consumato, con la consapevolezza, però, che alzerà di più la glicemia e quindi avrà un effetto dimagrante inferiore e sazierà per meno tempo.

### Insieme agli zuccheri, controlla il sale

Quando scegli un prodotto, dopo aver controllato gli zuccheri, dai sempre un occhio anche al sale che contiene, perché anche lui è piuttosto veloce nel fare dei danni: non solo favorisce la ritenzione idrica, ma anche la pressione alta. In più, essendo un conservante, è ovunque esattamente come lo zucchero e come lui crea dipendenza. Entrambi favoriscono quella che viene definita "palatabilità" di un prodotto, cioè la sua gradevolezza in bocca: tanto più è piacevole, quanto più sarà probabile che venga acquistato di nuovo.

Torniamo a noi. Prima di dirti quali sono i valori di sale accettabili, ci tengo a precisare che sodio e sale non sono la stessa cosa: il sale è ciò che viene aggiunto, il sodio è un minerale naturalmente presente nel prodotto: c'è una bella differenza!

L'ideale sarebbe un prodotto con:

- Non più di 1 gr di sale su 100 gr di prodotto.
- Non più di 500 mgr di sodio su 100 gr di prodotto.

Avrai capito che non basta limitare il consumo di sale in cucina, perché è solo una goccia in un oceano rispetto a quello che rischiamo di consumare tramite i prodotti confezionati.

## Ora puoi controllare anche i grassi

Come dico sempre, non vanno evitati tutti i grassi, ma solo quelli nocivi: i saturi e i trans. Infatti, come ti ho spiegato nel capitolo dedicato alla colazione, i grassi ti aiutano a controllare il livello di zuccheri nel sangue, quindi a restare in forma e a prevenire il diabete, l'insulino-resistenza, la steatosi epatica e molte altre complicanze.

Non è il primo valore che ti suggerisco di controllare durante la scelta di un prodotto, perché non è quello che incide per primo sul nostro stato di salute. Più di tutti sono gli zuccheri a faro aumentare la massa grassa in velocità se consumati in abbondanza e male abbinati.

I grassi sani, cioè quelli della frutta secca, dei semi oleosi, dell'olio extravergine di oliva e dell'avocado, sono tutti grassi ricchi di proprietà benefiche per il nostro corpo: sono in grado di controllare i livelli di colesterolo e trigliceridi, prevenendo le patologie cardiovascolari e metaboliche.

L'ideale è un prodotto con una quota di grassi inferiore a 5 gr su 100 gr di prodotto, tra i 5-20 gr sarebbe accettabile, oltre i 20 gr sarebbero davvero troppi. Di questa quota, quella dei grassi saturi deve essere la più bassa possibile sul totale indicato.

## Le famose fibre

Uno degli ingredienti spesso trascurato è proprio la fibra. Più che altro si scelgono spesso i prodotti integrali e questo fa pensare che non sia necessario controllarla. Invece è importante, perché permette di capire se e quanto un prodotto è trattato.

Se tra gli ingredienti leggi polidestrosio, inulina, o oligofruttosidi, significa che il prodotto è manipolato e poco naturale. Non significa che il prodotto sia da evitare, ma che è più lavorato di altri e devi tenerne conto.

## E le rda dove le mettiamo?

Al nostro appello mancano le famose RDA, cioè la dose giornaliera consigliata. Non so se hai fatto caso che in molte tabelle sono riportati diversi micronutrienti (ferro, vitamina B...) e questa percentuale in RDA, che ci comunica la quantità del nutriente contenuta nel prodotto rispetto alla quota che dovremmo assumerne ogni giorno.

Per quanto possano essere dati importanti, non lo sono per tutti. Il solo fatto di avere uno stile alimentare bilanciato e vario, è sufficiente ad apportare ogni micronutriente necessario. Detto questo, ci sono però delle persone che hanno necessità di ridurre l'assunzione di uno di questi micronutrienti oppure di aumentarla. In questi casi può essere importante verificare queste percentuali, tenendo conto che:

- Un valore inferiore o uguale a 5% RDA è basso.
- Un valore superiore o uguale a 20% RDA è alto.

Con queste due distinzioni nette sarà semplice comprendere quale prodotto è adatto a noi, qualora avessimo necessità di ridurre o aumentare l'assunzione di un particolare nutriente.

**Attenta a questi due!**

Ora parliamo di due tipi di prodotti che spopolano nei supermercati: mi riferisco a quelli con pochi grassi e senza zuccheri. Entrambi nascondono delle insidie.

I primi, per compensare la riduzione di grassi che li rende meno appetitosi, contengono spesso una maggiore quantità di zuccheri, così da essere gustosi e facilmente vendibili. Visto quello che ti ho spiegato sui grassi e sulla loro utilità nel ridurre il livello di zuccheri nel sangue, puoi ben capire l'inutilità di questo tipo di prodotto.

I prodotti senza zuccheri aggiunti, invece, spesso contengono grassi in eccesso. Se la quota di quelli saturi rispetta i valori ottimali che ti ho dato, puoi consumarli serenamente. Fai attenzione, invece, proprio agli zuccheri, perché non ne contengono di "aggiunti", ma possono averne qualcuno all'interno degli ingredienti stessi di cui sono composti (esistono ingredienti che in natura contengono zuccheri, ricordatelo). Quindi dovrai comunque verificare che non siano più del dovuto, come ti ho spiegato prima.

Se invece contengono edulcoranti (come acesulfame k, aspartame, saccarina), cerca di non consumarli in eccesso perché sono sostanze dotate di un grande potere dolcificante e per quanto ne serva una piccola quantità per percepire un intenso sapore dolce in bocca, tendono comunque ad alzare il livello di zuccheri nel sangue. Questo meccanismo viene definito "effetto paradosso" perché malgrado la loro struttura chimica sia tale da non alzare la glicemia, di fatto è ciò che succede: il nostro cervello percepisce il gusto dolce in bocca e si comporta esattamente come se avesse mangiato il classico zucchero da tavola.

Qual è il mio consiglio? Evitare i prodotti senza grassi e consumare saltuariamente quelli senza zuccheri, abbinandoli con grassi e proteine per contrastare l'effetto paradosso.

## COLAZIONE AL BAR E ALTRE STORIE

Per molte di noi la colazione al bar è una vera salvezza. A casa proprio non riusciamo a farla, per cui preferiamo assicurarci di arrivare al posto di lavoro in orario, per poi fare un salto al bar o alle macchinette.

Per altre la colazione appena sveglie è impossibile, come se il loro stomaco non fosse pronto, per cui preferiscono comunque farla una volta in ufficio o appena tornate a casa dopo aver accompagnato i bambini a scuola.

Per altre ancora è una vera festa da vivere con tutta la famiglia, di domenica.

In tutti questi casi, stai tranquilla: nessuno ti toglierà questa abitudine, perché per te è importante per diversi aspetti. In uno stile di vita secondo *lagiustaviadimezzo* sono situazioni che vanno contemplate, pena la tristezza e l'insoddisfazione!

## Come puoi fare per non privartene?

Per non privarti di questi momenti, vediamo se c'è qualcosa che possiamo fare per viverli serenamente e senza brutti scherzi per la tua forma fisica e per la tua salute. Molte mie pazienti, infatti, se ne fanno un cruccio e pensano di dover evitare queste situazioni o che saranno costrette a fare colazione a casa, per cui quando decidono di intraprendere un percorso alimentare lo fanno con l'idea di non potersi più concedere questi "sgarri".

Invece, anche in questo caso, vale la regola "aggiungere anziché togliere". Al bar, come alle macchinette, è difficile che tu scelga una colazione poco appetitosa, soprattutto perché sono luoghi e situazioni in cui è una vera impresa trovare qualcosa che non ti alzi la glicemia.

Quindi cosa puoi fare? Ovviamente abbinare una fonte di proteine e di grassi. La brioche ne contiene, ma non sono sempre della tipologia sana, in più, per la maggior parte, è composta di carboidrati, e per questo motivo dobbiamo trovare altro.

## Ecco qualche idea

Potresti portarti della frutta secca, da mangiare prima o dopo questa colazione: è perfetta sia che tu scelga una brioche integrale e un cappuccino, sia che tu preferisca un dolcetto alla macchinetta. Certo, perché funzioni sarebbe meglio prediligere prodotti preparati con farina integrale e una bevanda calda senza zuccheri aggiunti, ma non sono sempre disponibili.

Un'altra cosa che potresti fare è prediligere una brioche farcita con crema e non con marmellata. È un po' come per il gelato: i gusti alle creme contengono anche proteine e grassi, per cui regolano meglio la glicemia.

Anche un bicchiere di latte o uno yogurt possono essere di aiuto. Se in ufficio hai la possibilità di conservarli al fresco possono essere una valida alternativa alla frutta secca.

### Hai detto caffè e cappuccino senza zucchero?

Quando prendi il caffè alla macchinetta, anche se selezioni l'opzione "senza zucchero", purtroppo qualcosa sul fondo del bicchiere lo trovi sempre, perché prima di te è molto probabile che qualcuno lo abbia richiesto. È sufficiente che eviti di mescolare la bevanda e di bere l'ultimo sorso nel quale, per forza di cose, si sarà depositato tutto lo zucchero. In questo modo sarai più sicura di non assumerlo o, almeno, di ridurre davvero la sua quantità.

Se invece sei abituata a bere il caffè con lo zucchero, non pretendere da te stessa di toglierlo dall'oggi al domani. Il sapore dolce che resta in bocca attira molto il tuo palato e ti rende un po' dipendente, per cui il tuo cervello si arrabbia se prima glielo concedi ogni giorno e poi scompare. Tra l'altro – forse non lo sai – ci vogliono due settimane perché le papille gustative si abituino ai nuovi sapori, quindi, fallo anche per loro e procedi gradualmente.

# Capitolo 3

## GLI SPUNTINI

### Perché sono importanti, sempre

Ti sarai sentita dire mille volte che è importante fare 5 pasti al giorno, di cui due spuntini. Il perché lo sai? È sempre "colpa" della glicemia perché, per controllarla al meglio, hai bisogno di mangiare con regolarità, così che non vada su e giù come le montagne russe.

Il nostro corpo entra in allarme a ogni variazione repentina o troppo marcata. Per questo è consigliabile mangiare anche se si ha poca fame e anche dopo un pasto luculliano, fatto magari per un'occasione speciale. Lo so che l'istinto sarebbe quello di saltare il pasto a piè pari, un po' perché ancora sazi, un po' per la convinzione che questo aiuti a non ingrassare, ma le cose non stanno così.

Quando mangiamo qualcosa in più, il nostro corpo non ha motivo di accumulare l'eccedenza in grasso, perché vede l'eccesso quella volta e poi non lo vede più per un po' di tempo. Lui accumula solo se nota che ogni giorno gli arriva qualcosa in più, in quel caso è portato a pensare: "E se tutto questo dovesse sparire?". Percepisce abbondanza e ne approfitta. Se questa "ricchezza" si manifesta solo una volta ogni tot settimane, non lo fa. Capirai che non serve saltare la cena, dopo un pranzo molto ricco.

Anzi, se proprio vogliamo dirla tutta, la cosa migliore è proprio mangiare, preferendo una porzione di proteine e una di verdure. Ti faccio un esempio. Se il sabato sera mangi la pizza, scegli una pietanza che è molto ricca di carboidrati e che, inevitabilmente, tenderà ad alzare il livello di zuccheri nel sangue. In pratica la tua giornata sarà caratterizzata da un livello di glicemia più alto alla sera.

Se invece, quello stesso giorno, dovessi fare un pranzo fatto di pesce e verdura o carne e contorno, in previsione di quella cena, otterresti una giornata più bilanciata dal punto di vista del livello di zuccheri. Potremmo dire che questa astuzia ti farebbe giocare d'anticipo: arriveresti alla cena con una glicemia più bassa del solito e una volta mangiata la tua pizza non si alzerebbe tanto sopra i tuoi valori massimi. Ho reso l'idea?

Lo stesso risultato lo ottieni con degli spuntini fatti ogni giorno. Tra l'altro, tenere sotto controllo il livello ematico di zuccheri, ti aiuta anche a saziarti, accompagnandoti serenamente da un pasto all'altro, evitando di arrivarci con una fame da lupi.

Quindi, fare cinque pasti al giorno ti permette di evitare grosse impennate o grossi cali di glicemia, ti aiuta a saziarti, a evitare colpi di sonno e a perdere massa grassa senza stress.

## Non c'è un momento perfetto per farli

Diciamo che la letteratura dice che lo spuntino è lecito quando tra un pasto principale e l'altro passano più di 4h30' circa. Nella realtà ci sono persone che non sentono fame, anche se passa più tempo e altre che la sentono, anche se ne passa meno.

Personalmente preferisco consigliare di farlo sempre, anche perché aiuta a tenere a bada gli attacchi di fame improvvisi, tipici di quando siamo sotto stress, e previene i picchi insulinici di quando, in preda alle emozioni, mangiamo un eccesso di zuccheri.

L'altra cosa che dico sempre è che non c'è un orario preciso in cui farli, quindi, anche quando ci si dimentica e si arriva a ridosso del pasto, è importante farli anche fosse mentre si cucina, perché si evita di pasticciare prima di mettersi a tavola.

## Fatti furba, gioca d'anticipo

Perché tutto questo sia fattibile dico sempre di lavorare d'anticipo, preparandoli il giorno prima, dividendo quello della mattina da quello del pomeriggio.

Sono sufficienti dei piccoli contenitori di silicone, di quelli che si riducono di volume una volta vuoti. Sono leggeri, pratici da trasportare anche in borsetta, praticamente infrangibili e silenziosi se dovessero cadere per terra.

Come dico sempre, fare le cose in anticipo o anche solo scriverle prima di farle, ci aiuta a sviluppare intenzionalità: è come se prendessimo appuntamento con noi stesse.

Hai mai fatto caso che se vai dal dentista e riporti l'appuntamento successivo sul calendario in cucina, la data ti resta più impressa? Al punto da non avere quasi bisogno di verificare in agenda di fronte ad una proposta di appuntamento in quel giorno. Succede perché hai sviluppato intenzionalità. Il fatto di prendere nota, nero su bianco, ti aiuta da una parte a memorizzare e, dall'altra, comunica al tuo cervello che tieni a quella cosa.

Lo stesso vale per gli spuntini e per qualunque altra cosa faccia parte del tuo stile di vita, che sia un'abitudine alimentare o un'attività fisica. Il punto chiave è il voler davvero riuscire a farla.

Una volta in ufficio (o qualunque sia il tuo posto di lavoro), fai in modo di tenere i contenitori in bella vista oppure metti una sveglia sul tuo cellulare in base ai tuoi impegni della giornata. L'organizzazione è fondamentale, ma se vuoi che sia uno strumento concreto devi assicurarti di passare all'azione. Non preoccuparti se all'inizio avrai bisogno di alcune astuzie per riuscirci, piano piano vedrai che sarà il tuo stomaco stesso a chiederti lo spuntino.

Ricorda: non esiste un orario perfetto, quindi se hai una riunione proprio nella fascia oraria in cui di solito fai la tua pausa, non farti problemi e anticipala, prima che la riunione ti distragga a tal punto da fartelo dimenticare. Rischieresti solo di arrivare al pranzo più affamata del solito.

## Qual è lo spuntino migliore?

Ora passiamo alla pratica: anche nel caso dello spuntino, la scelta migliore è quella che include proteine, carboidrati e grassi.

Vediamo quali alimenti sono adatti a questo pasto e fanno parte di queste categorie.

### *Proteine*

---

Latte di mucca

Latte di mandorla

Yogurt da latte vaccino

Yogurt di mandorla

Yogurt greco

Ricotta

Parmigiano

Emmentaler

Frutta secca

Semi oleosi

## Carboidrati

Cereali integrali

Fette biscottate integrali

Gallette

Biscotti integrali

Frutta fresca

Frutta essiccata

## Grassi

Latte di mucca *

Latte di cocco

Latte di mandorla *

Yogurt da latte vaccino *

Yogurt di cocco

Yogurt greco

Ricotta

Parmigiano

Emmenthaler

Frutta secca *

Semi oleosi *

Cocco in scaglie

Detto questo, ti dico subito che fare sempre spuntini bilanciati è complicato.

Questo per due motivi:

1. non siamo abituate a pensarli così "ricchi",
2. a volte ci perdiamo in un bicchier d'acqua e, pensando solo a creare lo spuntino perfetto, ci rinunciamo.

Il mio consiglio è quello di partire dagli abbinamenti che ti vengono più comodi (per gusto o perché li conosci già) e poi di esplorare. Mi raccomando, i piccoli cambiamenti sono quelli più duraturi perché sono graduali, quelli repentini invece finiscono più facilmente nel dimenticatoio.

**Qualche esempio di spuntino bilanciato**

Partendo sempre dall'idea di abbinare una fonte di proteine e una di grassi per ogni carboidrato, ecco qualche esempio pratico di spuntino bilanciato:

- pera e parmigiano,
- mela e frutta secca,
- ricotta con cannella in polvere,

- snack di mais e Emmentaler,
- ricotta e fette biscottate integrali,
- frutta secca e semi oleosi,
- frutta fresca, yogurt di cocco, frutta secca.

## Gioca con le consistenze

Se ci fai caso, lo spuntino non è composto solo da alimenti croccanti (come frutta secca e semi oleosi), ma da un mix di consistenze: morbido/cremoso e croccante.

Questa scelta ha un perché: i cibi che hanno bisogno di essere masticati di più sono quelli che saziano di più tra un pasto e l'altro.

Se ci pensi bene, lo spuntino è uno di quei pasti che viene fatto nelle situazioni più impensate, che vanno dall'ufficio, alla macchina, al treno oppure in casa mentre si fanno alcune faccende domestiche.

In un panorama così vario e soprattutto così carico di impegni, prediligere questo tipo di alimento è una vera astuzia. Anche e soprattutto quando siamo sotto stress.

Ti sembrerà una cosa strana, ma sono sicura che se fai caso a cosa mangi quando sei nervosa, anche tu noterai questo meccanismo: sarai attirata più dagli alimenti croccanti che da quelli morbidi o cremosi. Magari sceglierai un mix dei tre, ma quello croccante non mancherà mai.

Bada bene che può anche essere un pezzo di cioccolato, mangiato in parte masticandolo e in parte sciogliendolo in bocca.

Diamo sempre tanta rilevanza al fatto di essere attratte dai dolci, ma non ci soffermiamo mai a pensare a quali ci fanno stare meglio.

Se sei sotto stress sarà più facile che cerchi dei biscotti, se hai bisogno di rassicurazione, pur essendo nervosa, cercherai qualcosa da masticare ma lo assocerai di sicuro a una crema, come se potesse abbracciarti e dirti che andrà tutto bene.

Queste reazioni sono state studiate da Doreen Virtue, una scrittrice e saggista americana, speaker motivazionale nota come la massima esperta di "psicologia spirituale". Le trovi raccolte nel suo libro dal titolo ***Ancora uno... e poi basta: Cosa si cela dietro il bisogno costante di cibo e come superarlo*** che ti consiglio di leggere: ti aiuterà a capirti sempre meglio.

## FAME E SAZIETÀ

Quante volte ti è successo di tornare a casa dal lavoro e avere una gran fame, tanto da decidere di mangiucchiare qualcosa mentre prepari la cena? Succede a molte di noi, credimi, solo che per alcune diventa un vero problema, perché la cosa si ripete ogni sera e iniziano a pensare di soffrire di fame nervosa.

## Che cavolo è la fame nervosa?

È quella fame che si manifesta improvvisamente e che, spesso, si concentra su un alimento ben preciso; di solito, però, non è mai un trancio di tonno con le verdurine, ma l'ultima merendina comprata per i nostri figli, l'avanzo della torta fatta domenica o le patatine rimaste dall'ultimo aperitivo fatto a casa con gli amici.

La fame fisiologica invece, quella che sentiamo arrivare poco alla volta, prima con un leggero brontolio dello stomaco, poi con un senso di vuoto sempre più pressante, è quella che nasce dalla necessità del nostro corpo di ricevere nutrimento. Fa parte di noi, delle nostre necessità metaboliche ed energetiche.

Quella che provi tu al rientro dal lavoro, molto spesso, è il secondo tipo ed è dovuta al fatto che la tua giornata alimentare non è bilanciata. Magari è ricca di carboidrati semplici oppure non è composta da cinque pasti o, ancora, sei costretta a mangiare in poco tempo e il tuo cervello, non avendo modo di registrare l'evento, ti ripresenta il senso di fame quando sa che puoi ascoltarlo.

Quello che ti consiglio di fare è di iniziare a fare gli spuntini e verificare se sono bilanciati e contemporaneamente tenere un diario delle tue emozioni: scrivere come è andata la giornata, come ti senti una volta a casa, quali cibi ti attirano di più. Può esserti di aiuto per capire davvero cosa c'è dietro quella voglia di mangiare.

## L'esercizio dei 15 minuti

C'è anche un trucchetto molto semplice da usare per capire, in poco tempo, che tipo di fame provi. È l'esercizio dei 15 minuti e funziona così: quando hai fame, trova una distrazione per quindici minuti allontanandoti da dove sei e facendo altro. Se dopo questo lasso di tempo la fame torna, è molto probabile che sia fame fisiologica, quindi sarà meglio concederti qualcosa; se invece scompare e non torna più, o era noia oppure era un principio di fame nervosa.

## Occhio che il nostro cervello replica

Devi assolutamente sapere che il cervello umano fa l'impossibile per sprecare meno energia possibile. Pertanto, se individua una risposta a uno stimolo e la ritiene funzionale, tenderà a replicarla.

Questo significa che, se ogni volta che torni a casa dal lavoro sei affamata, nervosa e mangiucchi qualcosa, lui si abituerà a reagire sempre in quel modo tutte le volte che capterà quello stato d'animo. Il cervello non è stupido, semplicemente non gli va di cercare un'altra soluzione quando ne ha una che, dal suo punto di vista, funziona bene. Quindi, fatto l'esercizio dei 15 minuti, compilato il diario emotivo e capito che si trattava proprio di un automatismo, dovrai cercare di "sovrascrivere la memoria" facendo sempre cose diverse ogni volta che ti troverai in quella situazione. Reagire sempre mangiando ti porterebbe solo a orientare la tua attenzione su un altro cibo e saresti punto e a capo. Farlo distraendoti, magari ascoltando una canzone, facendo una doccia calda, vestendoti con abiti da casa, ti aiuterebbe invece a spezzare quell'abitudine dando al tuo cervello diverse opzioni di risposta.

## L'EFFETTO PANTOFOLA

Quando torni a casa ti capita mai di vestirti in modo confortevole, con abiti che usi appositamente per essere più comoda? Ecco, a volte la tua fame segue quest'onda e si fa sentire proprio quando arrivi a casa.

Non è né fame nervosa né fame emotiva, semplicemente ti sei abituata a segnare il territorio e il momento, per distinguerlo dalle ore di lavoro. Se ci pensi bene è per questo che ti cambi d'abito: in casa puoi permetterti di girare in tuta o in mutande, al lavoro direi proprio di no!

Allo stesso modo, al lavoro mangi bene perché non vuoi rischiare di addormentarti alla scrivania, oppure perché vuoi fare bella figura con gli altri o, ancora, perché sei così inquadrata negli impegni giornalieri che riesci a essere più regolare anche a tavola.

In ogni caso, non stai facendo altro che rafforzare l'effetto pantofola, cioè quella voglia inconscia di mangiare qualcosa per segnalare al tuo corpo che ora puoi rilassarti, perché sei tra le quattro mura di casa tua.

Stessa cosa succede alle donne che hanno bimbi piccoli e che, finito di lavare i piatti e messi a nanna i pargoli, si siedono sul divano e si gustano il dolcetto del momento per godersi il silenzio. Non c'è fame qui e neppure noia, solo un gran bisogno di segnare il momento.

Sai perché succede? Perché in questo nostro pazzo mondo così accelerato non siamo più abituate a vivere il momento per quello che è. Appena ci mettiamo sul divano per godere del silenzio cosa facciamo? Iniziamo a scrollare tutte le applicazioni del cellulare. Quel dolcetto che stiamo mangiando chi se lo gode più?

Noi esseri umani non siamo multitasking come pensiamo, il nostro cervello non è fatto per esserlo. Lui è costruito per potersi distrarre appena c'è un rumore o qualche segnale che possa indicare un pericolo. Siamo nati nelle caverne e il cervello è fatto così: vuole essere sicuro che riusciamo a difenderci, sempre.

Per cui, quando ti siedi sul divano per rilassarti e goderti il momento, fallo davvero e vedrai che, poco alla volta, non avrai più bisogno del dolcetto per sentire veramente il relax di quello spazio temporale!

# Capitolo 4

## LA VERDURA

La terza regola base del mio metodo ***lagiustaviadimezzo*** ti consiglia di consumare una porzione di verdura sia a cena che a pranzo, possibilmente alternando tra quella cotta e quella cruda: la prima favorisce di più il transito intestinale, la seconda è più ricca di sali minerali e vitamine, perché alcuni di questi si perdono con la cottura.

So già a cosa stai pensando e cioè che è troppo impegnativo mangiarla due volte al giorno, perché richiede tempo per essere preparata. Quindi ti chiedo di avere pazienza, tra poco ti darò delle dritte.

Prima però ci tengo a spiegarti perché è così importante consumarla. Grazie al suo contenuto fibre:

- riduce l'assorbimento dei carboidrati con cui la abbini,
- favorisce la sazietà,
- nutre la flora intestinale, responsabile delle tue difese immunitarie,
- favorisce la regolarità intestinale.

In sunto, ti mantiene in forma e in salute.

La porzione ideale è di due pugni a prodotto crudo, ma puoi tranquillamente consumarne di più. Infatti, consiglio sempre di mangiarla anche quando la si usa per condire il primo piatto. Infatti, per essere sicura che la quantità nel tuo piatto sia quella giusta dovresti fare pentole diverse e questo non sarebbe nello stile ***lagiustaviadimezzo***, perché noi la vita ce la vogliamo semplificare e non complicare. Meglio mangiarne una porzione anche come contorno e rendere tutto più facile.

Anzi, se hai bisogno di perdere peso, ti consiglio di consumarla all'inizio del pasto, che sia sotto forma di insalata o di una vellutata: in questo modo ti sazi prima, riesci a rispettare facilmente le quantità che ti hanno indicato e sei sicura di non dimenticarti di mangiarla. È un ottimo consiglio per chi soffre di reflusso, perché le fibre della verdura verde attivano il processo digestivo, ancora prima che noi si faccia il grosso del pasto.

Tante volte, le mie pazienti mi dicono di essere troppo sazie per mangiare anche un contorno, ma quando vedo che questa modifica delle loro abitudini alimentari le porta a non perdere più massa grassa, raccomando loro di riprendere a mangiarla, introducendola proprio a inizio pasto. Meglio mangiare meno carboidrati che evitare di mangiare le verdure.

Tornando alle quantità, ci tengo a dirti di fare attenzione se soffri di colon irritabile, diverticolite, morbo di Crohn o se assumi anticoagulanti, perché sono tutte condizioni che richiedono di controllare la quantità di verdura che assumi. Tali dosi, se hai questi disturbi, possono peggiorarli o rallentare l'assorbimento dei farmaci che li contrastano (quest'ultima opzione vale solo per chi assume anticoagulanti).

**Astuzie salvatempo**

Veniamo ora alla questione tempo. Mangiare verdure a pranzo e cena è impegnativo per due motivi:

- richiedono impegno per essere lavate, tagliate e cotte,
- a volte, in famiglia, siamo le sole a mangiarle, per cui, per una persona sola, non ci mettiamo neppure a cucinarle.

Per entrambe le situazioni ho delle soluzioni che non sono il solito meal prep (l'abitudine di dedicare un giorno a settimana alla preparazione di tutti i pasti per i successivi sette giorni) che, francamente, non è adatto a tutte le donne.

Vediamole una ad una:

- Per evitare di passare ore in cucina, ti consiglio di scegliere tra le verdure surgelate quelle più povere di zuccheri aggiunti e che ti piacciono di più. In questi ultimi due anni, due aziende si sono lanciate nella produzione di prodotti ad hoc, perfetti sia come contorno, sia come condimento del primo piatto e come farcitura di una torta salata. Non voglio fare pubblicità a queste marche, ma se mi segui su Instagram qualcosa hai già visto.

So che ti sei sempre sentita dire che è meglio consumare prodotti freschi ma, in realtà, la ricerca ha dimostrato che quelli surgelati spesso sono anche meglio perché conservano buona parte dei loro valori nutrizionali. Dopo tutto, se ci pensi, quando fai la spesa non mangi tutto subito, quindi anche la verdura che compri, raccolta chissà quante ore prima, passerà un bel po' di tempo nel tuo frigo prima di finire sulla tua tavola. Quindi fai pace con i surgelati! Anzi, leggi prima questo libro: ***Surgelati in cucina. Un'alternativa sicura e gustosa*** della collega Sara Cordara.

- Una soluzione molto semplice per evitare di dover pulire, tagliare e cuocere le verdure più volte durante il giorno, è quella di consumare una porzione di insalata verde in uno dei due pasti, così da ridurre la fatica. Va benissimo anche un bel pinzimonio oppure una bella fondina di minestrone che, preparato in anticipo e in abbondanza, ti fa vivere di rendita per qualche settimana. Queste opzioni sono perfette anche per chi, in famiglia, è l'unica che apprezza le verdure.
- Un'altra astuzia per te, che in famiglia sei la sola che mangia verdure, è la friggitrice ad aria: è davvero comoda perché non serve girare la verdura ogni due per tre, perdendo altro tempo, e perché ti permette di preparare dei contorni sfiziosi che, sono sicura, faranno cambiare idea ai tuoi compagni di vita, che siano adulti o bambini.

## La verdura non è tutta uguale

Tutti i consigli che ti ho dato fin qui, però, richiedono che tu abbia chiaro cosa è da considerarsi verdura e quale sia meglio limitare, in quanto causa brutti scherzi sulla glicemia.

Se hai già letto gli altri capitoli, hai ben chiaro che è importante associare sempre, ad ogni fonte di carboidrati, una fonte di proteine e una di grassi. Sai anche che i carboidrati sono tutti quegli alimenti che ne sono ricchi oppure tutti quelli che tendono ad alzare i livelli di insulina, per via dell'aumento degli zuccheri endogeni.

Le verdure e i contorni che fanno questo brutto scherzo sono:

- carote,
- cipolle,
- barbabietole,
- legumi (che non sono verdura),
- fagiolini,
- patate (che non sono verdura),
- zucca.

Se li consumi al posto del pane, insieme a un secondo piatto e a una porzione di verdure vanno benissimo. Insieme a pasta, pane, riso & co, meglio di no: avresti una bella impennata di zuccheri.

Tra l'altro, carote e cipolle, una volta cotte sono anche più ricche di zuccheri. Ti spiego meglio. Prendi una manciata di carote crude e una di carote cotte: nella seconda hai più carote perché sono un po' appassite e nello stesso volume ce ne stanno di più, quindi sono più "concentrate" di zuccheri. Ecco perché è meglio consumarle crude e al posto del pane, insieme a un secondo.

### Le vellutate

C'è chi le ama e chi le odia, sono una versione più gustosa del classico e semplice minestrone, ma nascondono delle insidie.

Se all'interno contengono gli alimenti che ti ho indicato qui sopra, oltre a cereali o riso o pasta, vanno per forza abbinate a un secondo piatto e a un contorno di verdura, senza pane. Insomma, il gioco dell'uno contro uno che ti ho spiegato nei primi capitoli è sempre valido. Come ti ho detto tutto gira attorno all'insulina: meno la facciamo salire e scendere e meglio è!

## Quando mangi in mensa

Mangiando in mensa diventa più difficile rispettare tutti questi consigli, un po' perché spesso come verdura trovi solo carote e fagiolini, un po' perché le porzioni sono striminzite, come spesso succede al ristorante.

La soluzione, in questo caso, è concludere il pasto con un po' di frutta secca che, come hai visto, è ricca di proteine e grassi, per cui aiuta a tenere a bada la glicemia, anche dopo un pasto composto da un primo piatto.

Occhio però se soffri di colon irritabile, diverticolite o morbo di Crohn: la frutta secca è un vero toccasana perché riduce il grasso addominale e il colesterolo cattivo, ma a volte tende a irritare un po'. Un trucco è quello di masticarla bene oppure di abbinare una bella cucchiaiata di olio extravergine di oliva a quel pasto povero di contorno.

## Conservale così

Voglio darti un'ultima dritta, che negli anni mi ha aiutato ad evitare gli sprechi: oltre a usare dei contenitori ermetici per conservare la verdura in frigo, ho l'abitudine di foderare ogni scatola con della carta da cucina rigorosamente bianca.

Questo fa sì che venga assorbita la naturale umidità ed evita di far marcire la verdura. Ovviamente, in attesa di consumarla, dovrai cambiare la carta rinnovandola con altra asciutta, ma il beneficio di evitare lo spreco è notevole.

Potresti anche pensare di comprare della carta da cucina ricavata da fibre di bambù: l'ho sperimentata durante il primo lockdown e non me ne separo più perché la si può lavare e riutilizzare più e più volte.

## LA SPESA

Si dice sempre che la spesa migliore è quella fatta a stomaco pieno. Per me non è così. Diversi anni fa avevo provato questo tipo di approccio, ma non ha mai funzionato. Col tempo ho capito che, se la nostra giornata alimentare non è bilanciata, la nostra glicemia va su e giù e noi abbiamo una fame ingestibile. Allo stesso modo, se soffriamo di fame emotiva non c'è stomaco pieno che tenga: lo sguardo cadrà sul comfort food e non potremo fare a meno di comprarlo.

Ti consiglio, invece, di fare un elenco dettagliato di ciò che ti serve, scrivendolo in base all'ordine di apparizione. Intendo dire di scriverlo in base alla disposizione nel negozio, così da muoverti al suo interno secondo uno schema prestabilito preparato in tranquillità, seduta in casa tua davanti a una bella tazza di tisana.

In questo modo il tuo elenco ti porterà nei reparti in cui è strettamente necessario che tu vada. Facendo così, dedicherai alla spesa solo il tempo strettamente necessario, limitando quindi la permanenza in negozio e le probabilità di acquistare qualche "pasticcio".

### Per essere sicura di ciò che compri

Prenditi il tempo di controllare le tabelle nutrizionali dei prodotti che hai in dispensa e, poco alla volta, sostituiscili con quelli che hanno i valori migliori. Ti consiglio di fare questa operazione in più tempi, cercando magari su internet dei prodotti alternativi.

Anzi, fare una spesa online è la soluzione ideale quando si vuole scegliere con cognizione di causa, soprattutto se vuoi evitare di passare ore al supermercato. Personalmente ho scelto di fare così: non ho sostituito tutto di colpo, sarebbe stato anche piuttosto impegnativo. Farlo poco alla volta mi ha permesso di esaurire tutto quello che avevo in casa, senza sprecare cibo.

### Segna le scadenze

Prendi una lavagna adesiva e prendi nota di tutte le scadenze. In questo modo non solo eviterai di sprecare cibo, ma saprai sempre cosa cucinare per primo. Nel capitolo dedicato al menù capirai anche come strutturarlo al meglio. Per ora concentrati sul modo di fare la spesa e sulla scelta degli alimenti, perché sono la base di un menù bilanciato.

## Ti racconto come faccio io

Come sai, soffro di colon irritabile e ovaio policistico, per cui ho necessità di limitare il consumo di glutine e latticini. Questo significa che la mia spesa è condizionata da una questione di benessere fisico.

Gli alimenti senza lattosio e naturalmente privi di glutine non mancano praticamente mai nel mio frigorifero e nella mia dispensa, proprio per questo, a volte, tendo a essere ripetitiva in ciò che cucino. Nel tempo, questa monotonia è stata per me un vantaggio, perché quando ho iniziato a rivoluzionare il mio modo di mangiare sono partita proprio da questi ingredienti e ho cercato su Pinterest delle nuove ricette.

Negli anni questa abitudine mi è rimasta, tanto che periodicamente faccio una ricerca partendo dall'ingrediente preferito piuttosto che da quello in scadenza o che in quel momento mi va. Il sabato pomeriggio o la domenica mi prendo il tempo per cucinare una o due di queste ricette. Se mi piacciono le conservo tra le mie preferite, altrimenti, col tempo, ne cerco e ne provo di altre. Questo stesso metodo lo utilizzo quando sono molto impegnata, sia per questioni lavorative che personali.

Trovate le ricette, le mescolo alle mie "vecchie" e le suddivido sui sette giorni della settimana, tenendone due in più come jolly, qualora cambiassi idea. Quindi, mi preparo la lista della spesa che, a questo punto, è davvero ragionata.

Se non sei abituata a fare un menù settimanale, ma vorresti provare a farlo oppure ci hai provato più volte ma non ci sei mai riuscita, invece che comprare un nuovo libro di cucina ti consiglio di partire proprio da Pinterest, perché risponde esattamente alla tua richiesta, partendo dagli ingredienti che piacciono a te e/o alla tua famiglia.

## LA CONSERVAZIONE DEI CIBI

Riesci a fare a meno del congelatore? Per me è praticamente impossibile, con i ritmi estenuanti a cui siamo sottoposte. Per questo voglio aiutarti a capire come usarlo al meglio.

Prima però ci tengo a spiegarti la differenza tra un prodotto "surgelato" e uno "congelato". La surgelazione è un processo industriale grazie al quale il cibo raggiunge la temperatura ottimale di -18 gradi, in tempi rapidi. La congelazione invece è un metodo domestico ed è più lento. Questa differenza sta alla base del fatto che i prodotti surgelati possono essere consumati dopo parecchio tempo.

### Congelare cibi già cotti

Non esiste limitazione al numero e al genere di cibi cotti che possono essere congelati, solo è importante tenere conto di alcune regole base per la loro preparazione.

Prima di tutto, il tempo di cottura. Deve essere ridotto rispetto a quello utilizzato normalmente, perché verrà prolungato durante il decongelamento, prima di servire a tavola. Inoltre, spesso è meglio non congelare gli alimenti liquidi insieme a quelli solidi, come potrebbe succedere col minestrone: se pasta e riso vengono congelati insieme alle verdure e al brodo, perdono consistenza durante la decongelazione. Semplicemente li aggiungerai dopo, mentre preparerai il pasto.

Altra buona abitudine è far raffreddare i piatti prima di riporli in congelatore: questo evita che il tuo elettrodomestico debba fare un lavoro extra e che gli altri prodotti vengano danneggiati.

Ti consiglio anche di suddividere le pietanze in porzioni, così che tu abbia le quantità giuste da scongelare per il pranzo o la cena.

### Per quanto tempo si possono conservare?

Come ti ho detto prima, ciò che noi congeliamo in casa non ha la stessa durata di quello che acquistiamo surgelato. Prendi quindi nota di queste tempistiche, tenendole a portata di congelatore nel caso in cui anche tu volessi cimentarti con questa procedura.

- minestrone di verdura 3 mesi
- brodo di carne 3 mesi
- lasagne 2 mesi
- arrosto (maiale, vitello, manzo) 2 mesi
- pesce bollito o al forno 2 mesi
- peperoni, melanzane, zucchine ripieni di carne 2 mesi
- funghi trifolati 2 mesi
- spinaci lessi 2 mesi

- pizza 6 mesi
- pane 3 mesi
- torte (escluse quelle con le creme) 6 mesi

## Congelare i cibi freschi

La carne, prima di essere congelata, è bene suddividerla in monoporzioni e, se necessario, disossarla per evitare ingombri inutili. Un trucco perché resti morbida dopo la cottura è cospargerla di pepe nero. Le fettine vanno prima riposte su un vassoio foderato di carta da forno, congelate separatamente e quindi travasate in un contenitore ermetico: così non rischierai che si attacchino l'una all'altra.

I pezzi sottili possono essere cucinati direttamente senza bisogno di scongelarli, mentre quelli più grossi si possono scongelare direttamente sul fuoco o mettendoli in frigorifero per qualche ora. Se come me hai poco tempo, ti consiglio di comprare una piastra da scongelamento perché riduce parecchio i tempi di attesa. Dovrai comunque riporre la carne in frigorifero il tempo necessario, così da proteggerla da una contaminazione batterica, ma ti assicuro che risparmierai diversi minuti.

Ecco i tempi di conservazione della carne:

- carne magra 6/9 mesi
- carne grassa 4/6 mesi
- carne trita 2 mesi
- pollo o tacchino 12 mesi

Mi raccomando, qualunque contenitore tu decida di usare, contraddistinguilo con un'etichetta che riporti anche la data di congelamento.

Ora veniamo al pesce. Deve essere fresco e preparato come se lo si dovesse cucinare, quindi va eviscerato o sfilettato. Per i pesci piccoli o i filetti non è necessario lo scongelamento perché si possono cuocere direttamente, mentre quelli più grossi richiedono lo scongelamento in frigorifero.

Aragoste e granchi vanno cotti 10/15 minuti in acqua bollente non salata e raffreddati rapidamente, dopodiché la polpa può essere estratta e congelata in sacchetti chiusi. Se invece l'aragosta la si vuole congelare intera è necessario farla sbollentare per 5 minuti in acqua bollente non salata, raffreddarla e avvolgerla nella pellicola. I gamberi, scampi ecc. si conservano crudi dopo averli ben puliti togliendo testa e zampe, mentre il guscio va tolto solo dopo lo scongelamento. Ostriche, cozze, vongole ecc. vanno spurgate in acqua fredda salata, poi vanno tolte dalla conchiglia da crude o dopo scottate e lasciate nel loro liquido filtrato al quale andrà aggiunta dell'acqua salata. Attenzione a non riempire troppo il contenitore in cui decidete di conservarli: il liquido aumenta di volume col congelamento e questo potrebbe romperlo.

Ecco i tempi di conservazione del pesce:

- pesci più comuni 3 mesi
- molluschi 4 mesi
- aragosta, granchi 3 mesi
- gamberi, scampi 3 mesi

Veniamo alla verdura. Anche per lei vale la regola della massima freschezza e della buona qualità, condizioni necessarie per una conservazione ottimale e durata nel tempo. La verdura va "sbianchita", cioè sbollentata qualche minuto in acqua bollente, per evitare che annerisca e che perda sapore, poi va raffreddata preferibilmente con ghiaccio e acqua, asciugata e impacchettata.

Quasi tutta la verdura si conserva fino a 12 mesi nel freezer. Il periodo diminuisce quando parliamo di erbe aromatiche, che si conservano solo fino a 6 mesi. Le possiamo lasciare intere, dopo averle ben pulite e asciugate, perché così una volta congelate si sbricioleranno con facilità e saranno pronte all'uso.

## Puoi congelare anche la frutta

Ebbene sì, si può congelare anche lei, ma soffre un po' di più rispetto agli altri alimenti. Deve essere fresca e completamente matura. I piccoli frutti, per esempio i frutti di bosco, possono essere congelati nei sacchetti alimentari senza particolari trattamenti. La frutta di dimensioni più grandi (come pesca, mela, pera ecc.) deve essere ricoperta di zucchero (se viene cotta una volta scongelata) o di sciroppo (se consumata cruda una volta scongelata) per evitare la formazione di ghiaccio sulla superficie che ne altererebbe la consistenza. Lo scongelamento deve avvenire nel frigorifero. Gli agrumi invece si conservano a spicchi o sotto forma di succhi. Il periodo di conservazione della frutta è fino a 12 mesi.

## Questa di sicuro non la sai

Puoi congelare anche le uova, lo sapevi? Vanno conservate sbattute, in piccoli contenitori. Puoi utilizzare le uova intere o separando i tuorli dagli albumi, l'importante è aggiungere del sale per preparazioni salate o dello zucchero per preparazioni dolci. Non congelarle intere perché il guscio non resisterebbe alle temperature di congelamento. Il tempo di conservazione delle uova è di 12 mesi.

## Infine...

La pasta fresca si conserva 3 mesi, il burro a pezzetti o in confezione intera 6 mesi.

# Capitolo 5

## I CARBOIDRATI

### Perché è meglio mangiarli

Molte donne sono convinte che per loro togliere i carboidrati sia l'unico modo per perdere peso e lo pensano perché le uniche diete che le hanno fatte dimagrire erano quelle che ne erano prive.

Purtroppo, far perdere peso fa figo, sì, esatto, ti fa diventare un vero mito agli occhi degli altri ed è così che si crea il passaparola. Peccato che farlo privando le persone di carboidrati non sia il modo migliore, anzi è proprio per colpa di tutte queste diete privative che abbiamo donne che soffrono di un disturbo del comportamento alimentare. Quindi, perché continuare in quella direzione?

Tra l'altro, seguire un regime alimentare senza carboidrati, a lungo termine, ti fa recuperare tutti i chili persi. Sai perché succede? Perché il tuo corpo non sa che stai cercando di tornare in forma e pensa di non essere più in grado di riconoscere i carboidrati, per cui produce più recettori per l'insulina. Cosa significa? Vuol dire che il tuo corpo si riempie di punti di aggancio per questo ormone, che viene acchiappato più facilmente: l'idea del nostro corpo è di aumentare il numero di "sedie" per questa "sentinella", così da riconoscerla e catturarla anche fosse solo una anziché venti.

Tutto questo vuol dire che, appena torni a mangiare i carboidrati, in preda o meno alla bramosia della privazione, li assimili di più perché il tuo corpo ha più "soldatini" per catturare le particelle di zucchero. Siccome, poi, ha sentito la mancanza di questi carboidrati – infatti ti ha fatto venire una voglia pazzesca manco fossi incinta – decide di assimilarli, quindi, li trasforma in grasso perché non sa tenerli così come sono e non li brucia più. Risultato? Riprendi tutti i chili e pure di più! Sei sicura che ne valga la pena?

C'è un'altra cosa che non sai: perdere peso togliendo carboidrati vuol dire perdere massa grassa, liquidi e pure muscolo. Ti ritrovi con le braccia svuotate, le guance raggrinzite e tutti che ti chiedono se stai bene. Il tuo corpo, in mancanza del pane, della pasta e della pizza, cerca di ricavare i carboidrati dalle proteine che gli dai, ma siccome ad un certo punto non bastano più, sai da dove le prende? Dai tuoi muscoli.

Spero di averti convinto a non farlo più.

## I carboidrati non fanno ingrassare

Adesso che ti ho spiegato quanto è importante non escludere i carboidrati dalla tua alimentazione, voglio spiegarti perché non fanno ingrassare.

Se hai già letto il capitolo sulle colazioni e sugli spuntini, saprai che la regola base per perdere peso e mantenersi in forma è quella di controllare il livello di zuccheri nel sangue (la glicemia) e che questi valori salgono soprattutto per colpa dei carboidrati.

Da questa affermazione potresti pensare che non è vero che i carboidrati non fanno ingrassare e in parte ti devo dare ragione. All'affermazione precedente andrebbe aggiunta sempre la postilla, come faccio in studio, "se scelti, dosati e abbinati in modo corretto".

Detto questo, per quanto sia ovvio che sono i maggiori responsabili dell'aumento di massa grassa (se gli zuccheri nel sangue si alzano e non li consumo, il mio corpo li trasforma in grassi), è anche vero che sono un ottimo carburante. Se sei una sportiva non potrai farne a meno, sia prima che dopo l'attività fisica. Se, invece, hai problemi di insonnia potresti sfruttarne i benefici mangiandoli a cena, perché favoriscono la produzione di serotonina, l'ormone della felicità, a sua volta precursore della melatonina, responsabile del ritmo circadiano.

### Come abbinarli

Come per la colazione e gli spuntini, anche ai carboidrati che mangi a pranzo e cena vanno associati proteine e grassi.

Un tempo si parlava sempre di alimentazione dissociata, cioè di separare proteine e carboidrati, oggi invece si dice esattamente il contrario, cioè di abbinarli perché così il pasto è più bilanciato e, soprattutto, perché così la glicemia si alza meno.

Per cui, tanto per farti qualche esempio, potresti condire il tuo primo piatto con:

- ragù di carne o di lenticchie
- pesto di noci o di semi di zucca
- curry di ceci
- ricotta e pomodorini secchi
- granella di pistacchi e gamberoni
- salmone e avocado
- feta e zucchine

Ovviamente, come ti ho già detto quando ti ho parlato delle verdure, ognuno di questi piatti va abbinato con un contorno di verdure. Sono abbinamenti perfetti anche per riso, orzo, farro, quinoa e non solo con la pasta.

Ne approfitto per dirti anche un'altra cosa: riso e cereali conditi con i legumi ti permettono di completare le proteine vegetali del piatto. Te lo dico perché se volessi ridurre il consumo di proteine animali questo sarebbe un ottimo modo.

## Quali carboidrati ti consiglio

Penso tu abbia già sentito dire che è consigliabile mangiare i carboidrati complessi, ma non sono sicura che ti abbiano spiegato il perché: sono composti da tanti piccoli carboidrati semplici e per essere digeriti devono essere, appunto, frammentati in tutte queste parti. Questo richiede ore, per cui il tuo stomaco dovrà lavorare di più. Allo stesso tempo, però, gli zuccheri che contengono entreranno più lentamente in circolo, col risultato che avrai meno picchi glicemici e quindi meno senso di fame.

D'altra parte, proprio perché stanno nello stomaco più a lungo, sono anche quelli più difficili da digerire, tanto da appesantire il tuo stomaco se soffri di reflusso. Ecco perché, di solito, consiglio alle mie pazienti delle astuzie per alternarli il più possibile a quelli semplici, scelti ad hoc.

La pasta integrale, classico esempio di carboidrato complesso, si può alternare a:

- pasta di formato lungo, come gli spaghetti: assorbe più acqua durante la cottura, l'amido si diluisce e alza meno l'insulina dopo il pasto. Questo significa che non sei obbligata a mangiarli del tipo integrale. Attenzione però, va cotta intera non spezzata, altrimenti sei punto e a capo!
- pasta di legumi, come vedrai più avanti i legumi sono composti per il 60% circa di carboidrati e per il 40% di proteine. Hanno un alto impatto insulinico, ma hanno la peculiarità di abbassare l'impatto insulinico della pasta con cui vengono associati.
- pasta di formato corto, condita con un sugo a base di legumi. Per lo stesso motivo che ti ho detto qui sopra, anche questo abbinamento tiene a bada la glicemia. Quindi, puoi scegliere una pasta corta proprio perché la abbini con i legumi: non avrebbe senso sceglierla lunga o integrale, quanto meno non è strettamente necessario, perché la presenza stessa dei legumi è sufficiente a tenere a bada la glicemia.

- pasta riscaldata: alza meno la glicemia grazie a una modifica della struttura dell'amido, che la rende meno digeribile
- il riso integrale, il riso basmati, i cereali come orzo e farro, gli pseudo cereali come grano saraceno e quinoa, in quanto cereali, sono più ricchi di fibre e quindi perfetti se hai bisogno di perdere peso o tenerti in forma.

Come vedi le alternative sono tante e non si tratta sempre e solo di pasta integrale: i tuoi pranzi in famiglia ora sono salvi e non dovrai neppure fare mille pentole.

L'unico limite è se sei celiaca: in questo caso dovrai per forza optare per pasta senza glutine (di mais, di grano saraceno, di riso integrale, di riso e quinoa) che la tua famiglia potrà tranquillamente mangiare. La diceria secondo la quale togliere il glutine fa male quando lo si fa senza essere celiaci è, appunto, solo una diceria: in realtà tutti possiamo mangiare pasta senza glutine. Ti dirò di più, è più facile da digerire grazie all'assenza di glutine, ed è adatta anche a chi soffre di colon irritabile, ovaio policistico, morbo di Crohne ipotiroidismo!

## Pizza, sushi e poke

Quando le mie pazienti mi raccontano delle varie diete che hanno seguito, mi dicono di aver smesso di mangiare la pizza, convinte che faccia ingrassare. Durante quella dieta era stata loro vietata, e la diretta conseguenza è stata quella di pensare che facesse ingrassare.

La pizza, invece, è un piatto molto ricco di carboidrati e come tale va vissuto. Quindi, invece che evitarla e costringersi a delle rinunce inutili, meglio abbinarla come si deve. Per esempio: prima della pizza mangia una bella porzione di insalata, condita con olio extravergine di oliva, assicurati di digerirla alla perfezione e di rallentare l'assorbimento dei carboidrati che la compongono. Risultato? Un buon controllo della glicemia. Meglio anche farcire la pizza con delle proteine e dei grassi: bresaola e mozzarella, tonno, salmone, cotto e mozzarella. Insomma, la classica pizza alle verdure che sento spesso consigliare non ha nulla di magico. Non è più dietetica delle altre, molto meglio l'abbinamento che ti ho appena consigliato: è più appagante ed è più efficace nel non aumentare la massa grassa.

Parliamo anche di sushi e poke. Entrambi spopolano e molte di noi ne vanno pazze. Personalmente consiglio sempre di paragonarli alla pizza e di viverli come un pasto molto ricco di zuccheri. Il sushi infatti contiene zuccheri, il poke è condito con salse molto zuccherine. Se dovessimo verificare che effetto hanno sulla glicemia, scopriremmo che la alzano entrambi all'istante: non c'è quindi molta differenza rispetto alla pizza.

Solo che non siamo abituati a pensare al poke e al sushi come un piatto da associare a delle verdure. Ne contengono già e la classica insalata da mangiare prima stona un po'. Quello che ti consiglio è quindi di limitare i carboidrati del pasto precedente, così da bilanciare la glicemia della giornata, abbassandola in anticipo, come ti ho già spiegato nei primi capitoli.

### Privarsi allunga il viaggio

Privarsi a vita è impossibile, farlo per un periodo è più fattibile ma non consigliabile, perché non sai mai quando ti scatterà quella voglia irrefrenabile.

Certo è più semplice, perché è solo questione di mangiare i cibi permessi ed evitare quelli vietati ma, come dico sempre, tutto questo non ti aiuta a capire. Finito il periodo di restrizione come fai? Ovvio che poi riprendi peso e che ogni volta devi ripartire dall'inizio!

Quindi, impara a giocare con il cibo e con gli abbinamenti: sono quelli che fanno la differenza, se vuoi perdere peso e restare in forma.

## COME DOSARLI

Prima di iniziare a metterti le mani nei capelli, preoccupata all'idea di dover preparare più pentole, voglio tranquillizzarti e dirti che, col metodo che sto per proporti, cuocerai tutti i piatti insieme: sia quello per te, che quelli per la tua famiglia.

L'obiettivo di questo metodo non è solo il controllo delle porzioni, ma anche una loro graduale riduzione, laddove necessario. Se dovessimo seguire le linee guida della salute, noi italiani ci troveremmo in grande difficoltà, perché vedremmo i nostri piatti svuotarsi a vista d'occhio.

Molto meglio darsi l'obiettivo di raggiungere, poco alla volta, la porzione adatta a noi, anziché imporsi una drastica limitazione. A volte poi è sufficiente una piccola riduzione per vedere già degli effetti positivi sulla nostra forma fisica, senza dover per forza arrivare alla porzione che ad oggi risulta essere quella "ideale".

**Come dosarli, senza stress**

1. cucina il primo piatto, usando una sola pentola per tutti i componenti della famiglia,
2. Condisci a piacere.
3. Riempi il tuo piatto come sei abituata a fare.
4. Quindi prendi una ciotolina delle dimensioni del tuo pugno e verifica quante di queste ne hai messe nel piatto. In pratica dovrai usare la ciotolina come un dosatore, per verificare di quante ciotoline ti sei servita e quindi quante ne consumi di solito.
5. Tenuto conto del fatto che la porzione "ideale" è di due pugni, cioè due ciotoline, valuta quante ciotoline in più hai messo nel tuo piatto e prova a ridurle poco per volta, se superano il quantitativo consigliato.

Per esempio, se di solito consumi una porzione pari a quattro tazzine, non pretendere di consumarne fin da subito due, ma riduci la porzione poco alla volta, valutando, di volta in volta, gli effetti sul tuo corpo e sul tuo benessere.

Lo preciso perché non è sempre necessario ridurla fino alla porzione ideale: anche solo abbinare gli alimenti in modo corretto fa la differenza.

## I vantaggi di questo metodo

Il primo vantaggio sta nel fatto di servirti dalla stessa pentola come tutti gli altri componenti della famiglia, senza dover pesare il primo piatto a crudo. Se già condito, tra l'altro, conterrà di per sé meno carboidrati perché una parte del volume sarà rappresentata dal sugo.

Sarà comunque possibile condirlo dopo averlo porzionato, senza costringerti a cucinare il tutto in due pentole. In pratica potrai scegliere di fare due diversi sughi solo per tua scelta, per soddisfare i gusti di tutta la famiglia.

Poi potrai capire subito se, e di quanto, disti dalla porzione di riferimento semplicemente usando la ciotolina come dosatore. Così, pranzare o cenare fuori diventerà più semplice, soprattutto in vacanza quando si hanno più occasioni di eccedere senza controllo.

Sarà più probabile che tu mantenga nel tempo la buona abitudine di porzionare bene il primo piatto. Per mia esperienza, per quanto una persona impari a mangiare nel modo corretto, col tempo è molto probabile che torni alle abitudini di sempre, se fa fede alla sola bilancia o al proprio occhio. Purtroppo infatti, il nostro occhio si abitua, quindi tende a riprendere le cattive abitudini messe in pratica per anni: qualche mese di allenamento o di "pesate" non è sufficiente, bisogna fare proprie queste buone abitudini.

L'utilizzo di una ciotolina, che ognuno potrà acquistare secondo i propri gusti, accompagnerà chiunque non solo verso il giusto equilibrio tra forma fisica e benessere, ma anche a mantenerlo nel tempo.

## SENZA DOLCETTO IL PASTO NON È FINITO

Fai per caso parte di quelle donne che non sono soddisfatte se non finiscono il pasto con un dolcetto?

Biscotti, torte, frutta, sono tutti cibi che molte di noi cercano per concludere il pasto. Ovviamente sono anche tutti alimenti che appagano molto il palato, visto che sono ricchi di zuccheri.

Peccato, però, che siano anche quelli che fanno produrre più insulina al nostro corpo, contribuendo all'assimilazione dei carboidrati e quindi all'aumento della massa grassa.

Sono anche quelli che, in assoluto, creano più dipendenza e ci inducono a pensare di avere bisogno di un sapore dolce per essere soddisfatte del pasto.

In realtà, sono solo nostre idee, nate magari da esperienze passate in cui ogni minima concessione a fine pasto era una festa. Nella realtà non è vero che sei più sazia col dolce a fine pasto perché di per sé un pasto bilanciato ti sazia, eccome. Un dolce, invece, ti apre una voragine perché ha un più alto impatto insulinico.

Può succedere che ciò che hai mangiato non ti abbia completamente soddisfatta, per questo cerchi qualcosa che ti appaghi velocemente. Oppure, potresti avere qualche problema col metabolismo degli zuccheri e soffrire di quello che noi chiamiamo "craving da carboidrati", cioè una bramosia irrefrenabile.

Qualunque sia il motivo, hai bisogno prima di tutto di capirlo, quindi di ragionare su come organizzi la tua giornata alimentare e su come mangi, se velocemente o gustando ogni boccone.

Verificato che la tua giornata alimentare segue tutte le regole d'oro del mio metodo, passa alla fase successiva e compila un diario alimentare.

Si tratta di un diario da compilare quotidianamente, con l'elenco dei pasti fatti e dello stato emotivo provato prima, durante e dopo. Fisicamente non è un diario, è solo un metodo per annotare la tua giornata.

È anche l'unico modo per capire se quella voglia è noia, colpa di uno stile alimentare mal organizzato, oppure di emozioni non riconosciute.

Spesso, infatti, pensiamo di sfogare sul cibo il nostro stato d'animo, ma in realtà lo stiamo solo azzittendo, come se quell'emozione non potessimo condividerla con nessuno o non volessimo farlo per paura di offendere qualcuno.

Se ti trovi in questa situazione ti consiglio vivamente di compilarlo. È un metodo che, usato solo per scrivere ciò che si mangia non serve, ma usato come mezzo di indagine emotiva sì.

Sappi anche che il nostro cervello si abitua facilmente e tende a ripetere quelle abitudini che lo fanno stare bene. Quindi se tu hai l'impressione che per te sia quasi vitale, è solo perché nella tua testa è diventato un meccanismo automatico.

Non è che non riesci a smettere con i dolci in senso assoluto, ma fai fatica a farlo perché ormai è un automatismo. Per riuscirci devi attivare il cervello razionale, perché rifletta e ogni giorno provi a scardinare questo meccanismo.

Mi raccomando, non fermarti al primo scoglio: il nostro cervello ha bisogno di tempo per modificare abitudini ormai consolidate e tu devi concederglielo.

# Capitolo 6

## IL PIATTO UNICO

Credo che ormai ti sia chiaro: ad ogni pasto è bene abbinare carboidrati, proteine e grassi.

Quando si tratta del pranzo e della cena, come ti ho già spiegato parlandoti delle verdure, è necessario aggiungere anche delle fibre, cioè le verdure.

Per la colazione abbiamo detto che sono sufficienti i carboidrati complessi, per aggiungere una fonte di fibre. Per i pasti principali, invece, questi non sono sufficienti: le porzioni sono più abbondanti e richiedono quindi quantità superiori.

### Guarda com'è semplice!

Il metodo più semplice, sia che tu sia alle prime armi, sia che tu abbia già seguito diversi regimi alimentari, è quello del "piatto della salute" di Harvard.

Presso questa università, in seguito a diversi studi, hanno formulato delle proporzioni tra carboidrati, proteine, grassi e fibre, tali da garantire che il piatto sia bilanciato senza dover per forza ricorrere alla bilancia.

Ecco perché te ne parlo: è perfettamente in linea con il mio metodo *lagiustaviadimezzo*.

Veniamo al dunque: preso un piatto piano, si può considerare bilanciato un pasto che sia rappresentato per metà piatto da verdure, per un quarto da proteine e per l'altro quarto da carboidrati. Il tutto con l'aggiunta di una porzione di olio.

A questa fonte di grasso, cioè all'olio, è possibile aggiungere anche altre fonti di grasso sano: l'avocado, la frutta secca, i semi oleosi.

Noi italiani siamo abituati a dosare l'olio o, quanto meno, a ricevere questo consiglio. Ciò a cui non pensiamo mai è all'aggiunta di queste fonti di grasso (e di proteine, nel caso di frutta secca e semi) altrettanto benefiche per la nostra salute.

Ovviamente non viene dimenticata l'acqua che, come scoprirai più avanti (se non l'hai già letto, seguendo il mio consiglio di usare questo libro come un manuale), si consiglia di bere in quantità di due bicchieri e preferibilmente naturale.

Perché nel "piatto della salute" viene inserita l'acqua? Perché si vuole ricordare la sua preziosità, che spesso viene messa in ultimo piano. Per questo, comunque, ti rimando al capitolo dedicato.

## Piatto piccolo, pasto piccolo?

Un tempo si consigliava di mangiare in piatti più piccoli, per avere l'impressione di mangiare tanto, vedendolo pieno.

Non so se tu ci abbia mai provato, personalmente mi è successo quando mia madre mi ha voluto aiutare senza stressarmi troppo sull'argomento.

Ebbene, sarà che ero un'adolescente, ma non l'ho trovato così efficace nel darmi quella sensazione. Stare a tavola con altri commensali che usano piatti normali, inevitabilmente ti fa notare che il tuo piatto è piccolo.

Ecco perché, crescendo e scoprendo questo nuovo approccio alimentare, l'ho apprezzato subito.

Ti dirò di più, alle mie pazienti che dicono di saziarsi con grandi quantità, consiglio addirittura di partire con l'usare un piatto grande, tipo quelli della pizza.

Se ci pensi bene l'importante è che sia tutto bilanciato e in proporzione. Poi, come ti ho già spiegato più volte, non sono le quantità che fanno la differenza, quanto gli abbinamenti.

Puoi anche mangiare una piccola porzione di carboidrati a pranzo, tutti i giorni, ma se non li associ in modo corretto la massa grassa te la fanno salire di sicuro.

Quindi, come sempre, ti dico di partire per gradi anche qui: se anche tu ti sazi con porzioni abbondanti, usa un piatto più grande, per poi ridurlo poco alla volta, un po' come ti ho consigliato per dosare i carboidrati.

Anzi, a proposito, pur usando questo piatto unico puoi pensare di sfruttare la mia tecnica per dosare pasta, riso, cereali.

Il piatto unico, infatti, va benissimo anche a pranzo. Ci viene più facile pensarlo per la cena, mettendo verdure, pesce e pane, ma se ci pensi anche nei ristoranti te lo propongono. Basta pensare a quei piatti in bella vista nel banco frigo dei bar, in cui ogni categoria di alimento è separata dall'altra per farti scegliere più facilmente.

A casa puoi benissimo fare la stessa cosa.

## Usa dei piatti ad hoc

Se cerchi su internet, trovi dei piatti già divisi nei tre scomparti. Li fanno sia per i bambini piccoli, ovviamente infrangibili, sia per gli adulti.

Anche molti contenitori di silicone per il pasto al sacco sono suddivisi nei tre scomparti.

Uno dei miei preferiti lo avevo comprato in un discount qualche anno fa. Mi era piaciuto molto perché aveva un contenitore ermetico al centro dei diversi scomparti, che potevo usare per mettere l'olio.

Se anche tu mangi spesso fuori, portandoti il pasto da casa, cerca questo tipo di contenitore perché ti aiuta a fare chiarezza. Ti sarà più semplice verificare che il pasto sia bilanciato. Stessa cosa vale per casa, con i piatti suddivisi in tre scomparti.

## LE FREQUENZE SETTIMANALI

Per poter strutturare un menù settimanale bilanciato, è bene sapere quante volte consumare carne, pesce, uova, formaggio, affettati e legumi nell'arco della settimana. In pratica, le frequenze settimanali.

L'obiettivo è assicurarsi un'alimentazione varia ed equilibrata, soprattutto non sbilanciata verso un consumo eccessivo di carne rossa.

Le frequenze includono ovviamente i pranzi e le cene, sia che la proteina venga assunta come condimento del primo piatto, che come secondo piatto.

Vediamole in dettaglio:

- La carne è bene consumarla per un massimo di 5 volte a settimana, di cui almeno 3 devono includere la carne bianca. Questo perché la carne rossa favorisce l'insulino-resistenza e con essa l'accumulo di grasso sulla circonferenza vita e l'insorgenza di complicanze cardiovascolari.
- Il pesce va consumato almeno 3 volte a settimana, limitando quello in scatola a quelle occasioni in cui proprio non se ne possa fare a meno.
- I formaggi è bene limitarli a 3 volte a settimana, di cui una volta sulla pizza.
- Le uova, secondo le linee guida, è bene limitarle a 2 a settimana, poiché sono già presenti in diversi prodotti da forno e in alcuni tipi di pasta.

- Gli affettati sono da limitare a un massimo di 3 volte a settimana, di cui una può includere la farcitura della pizza, qualora la scegliessi farcita in questo modo.
- I legumi di solito vengono poco considerati e invece è consigliabile consumarli almeno 3 volte a settimana, così da limitare il consumo di carne rossa.

Come avrai notato le frequenze sono indicate in termini di massimo e minimo consumo settimanale. Questo significa che puoi mangiare anche meno carne di quella indicata (come faccio io) e più pesce o addirittura optare per delle alternative vegetali, oltre ai legumi.

**Non impazzire**

Le prime volte ti sarà difficile rispettare esattamente queste frequenze, per cui il consiglio che ti do è quello di seguire almeno quelle della carne e del pesce: tendenzialmente noi mangiamo troppa carne e troppo poco pesce.

Quindi, una volta acquisita questa abitudine, procedi col rispettare anche le altre. Dopo tutto non succede nulla se non le metti in pratica da subito, in più, anziché rischiare di mandare tutto all'aria, preferisco dirti di procedere con calma: è il consiglio migliore quando si tratta di cambiare abitudini alimentari.

# IL MENÙ CAPSULA

## Perché studiare il menù della settimana

Una delle difficoltà più grandi che si incontra durante un percorso dimagrante è la gestione del menù. Se si sceglie un percorso già impostato ci si annoia, mentre scegliendone uno più libero ci si perde perché non si sa cosa mangiare se non è scritto nero su bianco, giorno per giorno. Il punto è che, in entrambi i casi, se non si è parte attiva della scelta, non si impara mai a farla e una volta raggiunto il peso non si sa come mangiare.

Quindi, il primo motivo per cui ti consiglio di fare il menù è per essere parte attiva e consapevole. Tra l'altro ti eviterà anche quel momento di imbarazzo e incertezza di fronte al frigo aperto, quelle volte in cui tornerai a casa tardi dal lavoro.

Il secondo motivo è l'intenzionalità. Se ti organizzi i pasti da una settimana all'altra, la tua mente sarà più portata a rispettarli, sarà come se avessi preso un impegno con se stessa, soprattutto se prepari il piano scritto a mano, nero su bianco.

A queste due motivazioni aggiungo l'effetto anti spreco: evitare di buttare via del cibo penso sia un gesto di rispetto importante verso noi stesse e verso chi, magari, è più in difficoltà di noi.

## Organizzati con i post-it

Per comodità ti consiglio di partire dai tuoi piatti preferiti e di distribuirli nell'arco della settimana tenendo conto dei tuoi impegni: prediligi quelli più semplici per le giornate più impegnative.

Verifica poi che siano bilanciati, facendo riferimento al piatto della salute e se non lo sono aggiungi quello che manca: ti sazieranno di più.

Tieni conto dei tuoi impegni. Per le giornate in cui rientri tardi o che prevedi emotivamente pesanti, scegli dei piatti facili e veloci, anche se non sono i tuoi preferiti, oppure qualcosa che puoi preparare in anticipo e scaldare all'ultimo minuto. Ricordati anche di non disdegnare i surgelati, purché non si tratti di piatti pronti.

Ora incastra il tutto con il "metodo post-it". Prendine 7 e scrivici sopra i giorni della settimana, attaccali uno a fianco all'altro, sul tavolo della cucina. Su altri post-it, possibilmente di colore diverso, scrivi i piatti che più ti piacciono e distribuiscili sotto i post-it dedicati ai giorni della settimana. Ricordati: una lunga giornata di lavoro richiederà un piatto che ti piace, ma che sia anche veloce da preparare, perché ti darà la carica a fine giornata senza appesantirti ulteriormente.

Ti resteranno degli spazi vuoti, che andrai a riempire considerando le frequenze settimanali dei vari cibi che ti ho fornito. Dovranno rientrare in quelle frequenze anche i tuoi piatti preferiti appena attaccati sotto i giorni della settimana.

Potrai procedere allo stesso modo per le colazioni e gli spuntini. Così facendo arriverai a riempire la settimana e a furia di costruire menù avrai una serie di schemi che potrai conservare e ripetere quante volte vorrai, magari mescolandoli tra di loro.

## Ho preso spunto dal guardaroba capsula

Come avrai capito, a me piace semplificare. Spiego facile e senza paroloni perché ho visto che così il messaggio arriva forte e chiaro, e allo stesso tempo mi diletto a trovare soluzioni in cucina e non solo.

È così che sono arrivata a formulare un mio menù settimanale, fatto di pochi ingredienti che giro su più pasti, esattamente come si fa con il guardaroba capsula. Questo mi evita di sprecare il cibo, perché lo stesso prodotto lo uso in più occasioni e perché è più facile avere sempre delle idee.

Come ti dicevo, per me in questo senso sono di grande aiuto Pinterest e Trello, una piattaforma in cui inserisco le ricette da provare e salvo quelle che più mi sono piaciute, per poterle replicare.

Nel mio caso è più semplice ragionare in questo modo perché ci sono alcuni cibi che non posso mangiare, se non raramente, per via del colon irritabile, ma sono sicura che anche tu potrai trarre vantaggio nel provare questo metodo.

**Ecco uno dei miei menù**

Come vedrai, i miei piatti preferiti sono abbinamenti semplici e veloci: mi piace semplificarmi la vita, soprattutto nelle giornate più impegnative.

Per la colazione prediligo:

- open toast salmone e avocado
- waffle toast
- frisella integrale, pomodorini e feta
- mela e crema di arachidi
- toast classico
- pane, crema di arachidi e marmellata
- pane, robiola e marmellata
- maxi crackers di semi e robiola
- yogurt di soia, quinoa in fiocchi, crema di arachidi e marmellata
- pancakes, yogurt di soia e cannella

A pranzo inizio sempre con una bella insalata condita con olio extravergine di oliva e, a volte, un cucchiaio di frutta secca o semi oleosi. Poi scelgo tra questi abbinamenti (tieni conto che devo limitare glutine e latticini per via del colon irritabile e dell'ovaio policistico):

- quinoa, feta e zucchine
- quinoa, edamame e zucchine
- quinoa, edamame e salmone
- quinoa, salmone e avocado
- pasta, salmone e panna vegetale
- pasta, code di gambero, zucchine e panna vegetale

- riso basmati e curry di ceci o di pollo
- pasta e pesto di noci
- pasta, pomodorini secchi e feta
- pasta, verdure saltate, curry e mandorle
- risotto giallo e funghi
- pasta e ragù

Ogni cena inizia con una vellutata di sola verdura. Se aggiungo delle patate o delle carote, scelgo un secondo piatto che non mi richiede di aggiungere un'altra forma di carboidrato.

Mi capita di consumare zuppe di legumi e/o cereali, tendenzialmente ogni 15 giorni e le abbino con una proteina animale e della verdura, evitando i carboidrati perché già presenti nel primo piatto:

- open toast salmone e avocado
- open toast funghi e avocado
- salmone, patate americane e zucchine
- curry di pollo, patate e verdure
- flat bread, salmone e avocado
- tempeh e verdura
- robiola, maxi crackers di semi e verdura

Mi capita di mangiare bistecche di tacchino o vitello, degli arrosti, una carbonara o un risotto con la salsiccia. Sono però piatti che consumo di rado, proprio perché cerco di variare il più possibile le fonti proteiche, limitando quelle di origine animale, soprattutto carne, affettati ed insaccati. Compro le uova a chilometro zero, i prodotti vegetali li scelgo tra quelli con la lista di ingredienti più breve o cerco di farli in casa (come gli hamburger di lenticchie o il finto formaggio a base di anacardi o di yogurt di soia).

Se riguardi i miei piatti preferiti capisci subito quali sono i miei alimenti jolly, quelli che non mancano mai:

- feta, robiola, ricotta, yogurt di soia, latte di cocco, latte di mandorla.

Li uso per colazione, pranzo, cena e a volte anche per fare merenda. Per esempio, la ricotta la mangio così com'è oppure ci aggiungo caffè e cacao amaro per farne una mousse dolce. Con lo yogurt di soia preparo delle colazioni e un finto formaggio vegano: si prepara in un attimo.

- salmone in tranci, salmone affumicato, pollo, tacchino affettato. Il salmone in tranci lo compro anche surgelato e lo uso come secondo o per condire il primo piatto. In questo caso lo cuocio in padella o al vapore in microonde.

Consumo il salmone affumicato a colazione e a cena. Se è prossimo alla scadenza lo faccio saltare in padella e lo aggiungo al riso nero, per pranzo.

- crackers di semi, pane di farro, friselle integrali.

Qui, lo ammetto, non sempre riesco a farli in casa. Quindi cerco di scegliere i prodotti con la miglior tabella nutrizionale.

Acquisto i crackers di semi al negozio bio e non hanno nulla a che vedere con i prodotti che solitamente si trovano come surrogato del pane: contengono fibre e pochi zuccheri, oltre che delle fonti di grassi e proteine vegetali rappresentate dai semi che ci sono sopra.

- - pasta integrale, riso basmati, quinoa, pasta di grano saraceno o di riso integrale. Li alterno il più possibile così da tenere a bada il mio colon irritabile, e il riso basmati e la quinoa li uso spesso anche surgelati perché mi sono comodi in quei giorni in cui sono in ritardo.
- - funghi, avocado, frutta secca o creme di frutta secca.

La frutta secca la uso a colazione, come spuntino e per preparare un formaggio vegano.

Le creme di frutta secca le compro invece al negozio bio, perché non ho ancora trovato un modo per farle con gli attrezzi che ho. Le uso anche per improvvisare una crema di cioccolato spalmabile: aggiungo cacao amaro in polvere e stevia, mescolo, spalmo sul pane di farro e quinoa e gusto subito. L'avocado lo congelo perché purtroppo mi dura davvero poco, essendo da sola.

- marmellata senza zuccheri.

Alterno tra quella dolcificata con succo d'uva (al supermercato ne trovi diverse) e quella che faccio in casa con le fragole surgelate: ne scongelo una manciata al microonde, le dolcifico con una spruzzata di stevia e le schiaccio fino a ottenere un composto omogeneo. Ne faccio una quantità che basta per un solo pasto, così da non avere la necessità di sterilizzare il contenitore in cui la metto (nel caso volessi cimentarti nella preparazione della marmellata, ti consiglio di informarti bene su come fare).

La uso per la colazione oppure per la merenda, in aggiunta allo yogurt di soia, alla crema di arachidi e alla quinoa in fiocchi.

Spero di averti ispirato un po'!

# Capitolo 7

## L'ACQUA

### Dimagrire bevendo acqua si può

Sicuramente avrai sentito dire che il nostro corpo è composto dal 70-80% di liquidi, ma che bere possa aiutare a perdere peso forse no.

Questo succede per due motivi. Prima di tutto perché ci aiuta ad eliminare le tossine, evitando quindi di trattenere liquidi con l'obiettivo di diluirle. Ti sembrerà strano, ma questo è proprio il metodo che il nostro corpo usa per liberarsene: quando sono troppe, trattiene liquidi e le diluisce, così da espellerle con le urine, le feci e il sudore. Se questi meccanismi non sono abbastanza efficienti, le deposita nel tessuto grasso.

Quindi, quando dimagrisci correggendo la tua alimentazione e prestando attenzione anche a quanto e come bevi, perdi sia massa grassa che i liquidi in eccesso, perché tutte le buone abitudini che hai inserito, contribuiscono anche a non far accumulare altre tossine e a far funzionare meglio l'intestino. Di sicuro avrai sentito dire che i primi chili sono i più facili perché sono costituiti principalmente da acqua: ecco, questa è la spiegazione.

Seconda cosa, perché forse non te l'hanno mai detto, bere regolarmente 1,5-2 lt di acqua al giorno favorisce il controllo della glicemia. Come sai il controllo glicemico è alla base di una corretta alimentazione, della sazietà e quindi di un buon rapporto tra il peso corporeo e il tuo livello di salute, quindi va da sé che bere fa dimagrire.

## Quando bere?

Attenzione alla digestione, perché quest'acqua deve essere bevuta durante la giornata, il che significa lontano dai pasti. Non so se ti sia mai successo, durante la stagione calda, di bere tanta acqua in pochissimo tempo o a ridosso del pasto. A me purtroppo è successo e mi ha letteralmente bloccato la digestione, causandomi non poco disagio subito dopo.

Ebbene, bere troppa acqua durante il pasto diluisce gli enzimi digestivi. Ecco perché si dice sempre di bere regolarmente durante la giornata, lontano dai pasti principali: se beviamo solo in questi momenti, non solo diluiamo gli enzimi digestivi e rallentiamo la digestione, ma favoriamo anche l'accumulo di tossine. Perché? Semplice, quando digerisci male il tuo stomaco processa male i cibi che ingerisci e produce una quota maggiore di materiale di scarto, che inevitabilmente costringe il tuo corpo a trattenere liquidi, con l'obiettivo di eliminarli come dicevo poco fa.

Potremmo quasi dire che a cena starai ancora digerendo il pranzo, con annessa sensazione di disagio dapprima solo a livello di stomaco e poi a livello sistemico, tanto da accumulare così tanti liquidi da provare dolore al tatto. Certo non è solo la cattiva digestione che innesca questo meccanismo, contribuiscono molto anche lo stile di vita e quello alimentare, ma la differenza è proprio questa: sovrappeso e sensazione di non stare bene generalizzata, spesso anche associata a dolore articolare.

## Le bevande calde sono un toccasana?

Tra l'altro, durante i pasti sarebbe meglio bere delle bevande che siano quantomeno tiepide, perché sono meglio tollerate dal nostro stomaco che riesce a gestirle meglio, senza compromettere la sua attività, e quindi senza mettere a repentaglio il processo digestivo.

Ti sarà sicuramente capitato di mangiare in un ristorante cinese o giapponese, molto in voga in questi anni. Ti sei sentita proporre del tè verde? Il motivo è proprio questo che ti ho detto: garantire benessere al tuo stomaco.

Occhio solo se soffri di reflusso, perché l'acqua calda, come le minestre troppo brodose, non fanno altro che buttare benzina su uno stomaco già infiammato che già di suo avrà la tendenza a richiamare sangue per poter digerire e quindi a essere più caldo, proprio per l'eccessivo afflusso di sangue. Se ci butti sopra bevande o pietanze molto calde, è come passare la fiamma ossidrica su una scottatura: la peggiora e provoca un dolore immenso.

Nel tuo caso anche l'acqua gassata non va bene, perché quel gas che inevitabilmente immetti, rallenta la digestione e peggiora l'attività intestinale fino a comprometterla. Lo so che hai l'impressione che ti faccia digerire, in realtà è proprio solo una sensazione, perché i gas che butti fuori dalla bocca sono quelli che hai immesso con l'acqua stessa. Tra l'altro, anche l'idea che sia più dissetante è solo una percezione ed è dovuta da una parte allo scoppiettio, nella nostra bocca, delle particelle di gas, dall'altra al fatto che spesso viene conservata in frigorifero.

Tornando alle bevande calde, fai attenzione ai vari tè. Quello verde è molto più ricco di caffeina e come tale, se soffri di colon irritabile, insonnia o reflusso, è bene che lo eviti. Se invece sei sensibile al nichel dovrai evitarlo non tanto per la caffeina ma proprio perché è ricco di questo minerale.

Le tisane sono un'ottima alternativa, purché eviti quelle addizionate di zucchero: da qualche anno ne esistono anche in bottiglia, da bere fredde, ma spesso contengono zuccheri aggiunti. Lo so che non lo immaginavi nemmeno, eppure è così.

Vale la stessa cosa per il miele: non va d'accordo con il reflusso, il diabete e, soprattutto, se lo aggiungi a ogni tisana rischi di abituarti così tanto al sapore dolce da non poterne fare più a meno. Se consideri che ogni giorno hai bisogno di bere 2 lt di acqua, rischieresti di farlo solo sotto forma di tisana, pur di avere quel gusto in bocca. Hai presente dove andrebbe a finire la tua glicemia? Ecco, la massa grassa la seguirebbe a ruota, sappilo!

## Abituati poco alla volta

Se non sei abituata a bere 2 lt di acqua al giorno, abituati poco alla volta. Innanzitutto, se di solito bevi quella gassata, cerca di conservarla solo per quelle situazioni in cui ne senti davvero il bisogno. Anche se ti ho detto che non favorisce davvero la digestione, cerca di berla solo in quei momenti in cui sai che potrà darti sollievo (ricordati però che è solo una tua sensazione!).

Invece, per essere sicura di non esagerare con la quantità di acqua che bevi durante il pasto, tieniti due bicchieri davanti al piatto e riempili di acqua: fai il possibile per non berli entrambi e soprattutto per non riempirli una seconda volta. Sarebbe infatti consigliato bere solo un bicchiere di acqua al pasto, ma se sei abituata a berne mezzo litro, capisci che già soltanto due bicchieri sono un buon compromesso?

Presta anche molta attenzione a quanto sale usi e a quanto ne contengono i prodotti che acquisti, (per questo torna al capitolo dedicato alla colazione e rileggi il paragrafo sulla lettura delle tabelle nutrizionali) perché può influire molto sulla tua sete e costringerti a bere di più compromettendo così la tua digestione, oltre che la tua pressione.

## UN'ASTUZIA PER BERE DI PIÙ

Lo ammetto, anche io fino a qualche anno fa bevevo davvero poca acqua durante la giornata.

Inizialmente ho provato acquistando dei bicchieri, delle tazze e dei termos che fossero anche carini e accattivanti, nella convinzione che l'idea di usare quegli oggetti fosse sufficiente a farmi bere 2 lt ogni singolo giorno.

Quando però ho capito che il mio problema era la convinzione che 2 lt fossero davvero troppi, ho cercato delle soluzioni che mi aiutassero ad avere la sensazione che quella quantità non fosse poi così tanta e che fosse fattibile berla.

Infatti, la vera svolta l'ho avuta quando ho trovato un bel bicchiere di vetro in tono col mio logo e della capacità di 500 ml esatti: non credevo ai miei occhi! Ti giuro che, arrivata a casa, ho subito verificato che potesse davvero contenere quella quantità di liquido.

Bene, verificato che contenesse esattamente quella quantità di acqua, ho iniziato ad usarlo in studio e, poco alla volta, sono riuscita ad arrivare ai 4 bicchieri al giorno: 2 lt esatti!

Usare un bicchiere da 500 ml esatti mi ha convinta che sarebbero stati sufficienti SOLO quattro bicchieri al giorno, per raggiungere la quantità ideale.

Una volta allenata questa nuova abitudine in studio, dove il bicchiere è sempre davanti ai miei occhi, sono riuscita ad applicarla anche a casa.

Ora è una vera abitudine e non mi serve più usare quel bicchiere, tanto che l'ho adibito a portapenne. In studio lo avrai visto di sicuro.

### Riempilo ogni volta

Intendo dire che dovrai versarvi dell'acqua, solo ed esclusivamente quando lo avrai svuotato.

Te lo dico perché all'inizio lo riempivo per la sete che avevo, ma col tempo mi sono accorta che così non avevo modo di capire quanti bicchieri avevo bevuto a fine giornata.

Così ho iniziato a riempirlo fino al bordo in modo da  avere le idee più chiare di quanti bicchieri avevo bevuto. Credimi, questo metodo funziona!

Non ci sono bottigliette di acqua che siano altrettanto efficaci, quanto meno non per me, perché tutte mi hanno sempre dato l'impressione di dover bere troppo e che non ce l'avrei mai fatta.

Infatti, le mie pazienti che portano in ufficio le bottigliette della mensa, di solito, non arrivano neanche al litro.

## Ma andrò sempre in bagno!

L'altra difficoltà che riferiscono le mie pazienti è che la necessità di fare "plin plin" aumenta a mano a mano che bevono più acqua.

Da una parte, indubbiamente ho il vantaggio di lavorare nel mio studio e di avere una toilette a disposizione. Dall'altra anche io, come te, esco per fare la spesa, per dei corsi di aggiornamento, per cenare con amici, quindi conosco il problema.

Il primo consiglio è quello di verificare effettivamente quanta acqua bevi ogni giorno, considerando le tisane, il tè caldo, le eventuali medicine che assumi e che richiedono un bicchiere di acqua.

Verificato quanta acqua bevi durante la giornata, saprai quanti bicchieri ti mancano "davvero" per raggiungere la quota di 2 lt. A quel punto potrai pensare di bere i litri mancanti in quelle fasce orarie in cui sarai a casa.

Per esempio, un bel bicchiere di acqua mentre prepari la cena oppure una bella tazza di tisana dopo cena sono due modi per bere di più, in fasce orarie dove andare in bagno è meno problematico.

Se poi non fosse sufficiente, potresti pensare di aggiungere un bel minestrone di sola verdura come primo piatto della tua cena.

**Ricordati**

Bere acqua serve:

- ad eliminare le tossine e quindi la ritenzione idrica che di solito consegue a questo accumulo di scorie;
- a tenere sotto controllo la glicemia, purché l'acqua sia il più possibile distribuita nell'arco della giornata;
- a idratare i muscoli, evitando crampi notturni;
- a idratare le cellule cerebrali e far meglio funzionare il tuo cervello.

Capisci quindi quanto sia importante per te, per tutte noi, bere 2 lt di acqua al giorno?

Cosa aspetti, corri a cercare il tuo bicchiere!

## LE ACQUE AROMATICHE

E se non ti piacciono le tisane? Beh, esistono le acque aromatiche, una moda di questi ultimi anni.

Immagino tu ne abbia sentito parlare: sono deliziosi infusi che si ottengono aggiungendo frutta, verdura, erbe aromatiche e spezie all'acqua. Sono utili tutto l'anno, ma sono più ricercate in estate perché dissetanti e invitanti, con i loro colori vivaci.

Sono semplicissime da preparare, basta scegliere il mix che ti piace di più – in base al tuo gusto e al tuo obiettivo (dissetarti, disintossicarti, riacquistare energia) – e mettere tutti gli ingredienti in infusione nell'acqua: la proporzione ideale è di 200 gr di frutta e verdura in un litro di acqua naturale.

I vegetali devono essere freschi e preferibilmente non trattati, perché in alcuni casi è necessario conservare la buccia per non perdere nutrienti essenziali.
Frutta e verdura vanno tagliate a fettine sottili, mentre le spezie e le erbe aromatiche vanno lasciate intere.

Una volta preparato il mix, l'acqua aromatizzata va lasciata in frigorifero dalle due alle sei ore, in un contenitore di vetro con tappo ermetico. Trascorso il tempo di infusione, la miscela va filtrata e consumata possibilmente nell'arco di un giorno. Mi raccomando, occhio a non berle fredde di frigorifero!

## Ecco qualche idea

Qualche idea per sperimentare un po' questa nuova versione di acqua:

- Acqua alle more e pompelmo rosa: depurativa e antiossidante. Una manciata di more e mezzo pompelmo rosa a fettine sottili in un litro d'acqua a riposo per 24 ore.
- Acqua limone e zenzero: digestiva e stimolante. Con un pezzo di radice di zenzero fresco da due centimetri, ridotto a fettine sottili e mezzo limone biologico in un litro d'acqua a riposo nel frigorifero per almeno 6 ore.
- Acqua al cetriolo e limone: antinfiammatoria e depurativa. Un cetriolo tagliato a fettine sottili, mezzo limone spremuto, rosmarino, menta e zenzero in un litro di acqua a riposo in frigorifero almeno 4 ore.
- Acqua ai mirtilli, lamponi e more: antiossidante. Preparare l'infuso e lasciare a riposo da 6 a 24 ore.
- Acqua alle carote: fissante dell'abbronzatura. Unire alle carote, pesche, melone e albicocche e lasciare a riposo nell'acqua da 6 a 24 ore.
- Mela e cannella: disintossicante.
- Ananas e kiwi: diuretica.
- Fragole e menta: dissetante.
- Anguria, melone e menta: idratante.
- Ciliegia e pesca: rinfrescante.

Come vedi per ognuna ti ho dato anche qualche consiglio di utilizzo perché, oltre a essere dissetanti, sono anche ricche di benefici.

# Capitolo 8

## APERITIVI E ALTRE OCCASIONI

Quanti, dei regimi alimentari che hai seguito, prevedevano "il giorno libero"? Ecco, per ***lagiustaviadimezzo*** quel giorno non esiste!

Non è contemplato nel mio metodo di lavoro perché non mi piace stabilire a priori quando potrai concederti qualcosa: non è educativo, né per te, né per il tuo stomaco. Non voglio che mangi a comando, voglio che ascolti il tuo stomaco e il tuo stato d'animo. Se ti impedisco di farlo imponendoti delle regole ferree, devo mettere in conto che non ti insegnerò nulla e che non sarai in grado di mantenere il peso raggiunto.

Pensaci bene, se dovessi decidere che il tuo giorno libero è la domenica e tu dovessi ricevere un invito il mercoledì, cosa faresti? Rinunceresti perché non combacia col tuo giorno libero? Questa abitudine di tenere un pasto a settimana in cui tu possa mangiare quello che vuoi non fa altro che convincerti di due cose:

- Mangiare un piatto a scelta in un altro giorno ti fa ingrassare, come se il giorno libero avesse un potere magico;
- Seguire una "dieta" alla lettera è l'unico modo per perdere peso.

In più, avere un giorno ben preciso in cui concederti qualcosa, ti fa vivere gli altri 6 giorni come in apnea, come dovessi trattenerti per rilassarti finalmente in "quel giorno". E poi, siccome è solo uno, se malauguratamente ti trovi a ricevere due inviti e ad accettarli entrambi, sai che senso di colpa ti arriva addosso? Molte donne lo vivono così male da mollare tutto.

Secondo me è un vero peccato, e quindi preferisco spiegarti come fare a gestire le uscite, senza vietartele: è più sostenibile nel tempo ed è pure più divertente.

## Calma e gesso!

Imporsi di tenere un giorno libero a settimana ti convince del fatto che per perdere peso sia necessario essere molto rigide con se stesse, limitando quindi le occasioni ad un solo giorno a settimana.

In realtà non funziona così: innanzitutto, il solo fatto di limitare le occasioni speciali ad una a settimana può portarti a sviluppare un po' di ansia da prestazione, soprattutto se sei una di quelle persone che per motivi di lavoro, o anche semplicemente per divertimento, escono spesso e fanno fatica a rispettare questa regola.

Questa agitazione rispetto al risultato è il tuo peggior nemico, perché è quella che ti fa produrre un po' più di cortisolo, l'ormone dello stress, quello che ha il brutto vizio di farti assimilare di più i carboidrati. Quindi, in realtà, il solo fatto di importi una regola così rigida potrebbe portarti a pretendere troppo da te stessa, tanto da risentirne a livello emotivo a tal punto da non riuscire a dimagrire.

Ti faccio un esempio pratico, perché tu possa capire quanto è vero ciò che ti sto dicendo. Con alcune pazienti, a volte, decidiamo di comune accordo di interrompere momentaneamente il percorso nutrizionale. Questo succede quando attraversano un momento difficile che esula dalla sola alimentazione.

Ebbene, quando queste persone decidono di riprendere il percorso lasciato in sospeso, mi raccontano che il peso ha iniziato a scendere subito dopo aver deciso di fare una pausa. Questo conferma che "l'ansia da prestazione" indotta dalle visite mensili a volte è controproducente. Ogni volta che succede, cerco di capire quali siano le motivazioni di questo cambiamento e ogni volta ciò che emerge è il senso di libertà: per quanto io metta molta empatia nel mio lavoro, queste persone vivono il percorso con una forte ansia rispetto al risultato. Quindi? Cortisolo a palla e massa grassa che non scende.

## La regola del tiramisù

Voglio dirti anche un'altra cosa e voglio farlo facendoti un esempio apparentemente assurdo, ma che rende l'idea.

È questo: meglio mezza teglia di tiramisù ogni tre mesi, che un pezzetto ogni giorno.

Nel primo caso il tuo corpo vede un po' di zuccheri in più, nel secondo caso ne vede un po' di più ogni singolo giorno. Ecco, questa abbondanza lo spinge ad assimilare di più, in previsione dei momenti di magra.

Quindi, anche se vivessi due pasti liberi in una settimana, perché questi sono gli inviti che hai ricevuto, non succede nulla. Se invece ti mangi tre biscotti in più ogni sera, allora sì che stai facendo qualcosa che incide davvero sul peso. Lo so che non sei abituata a ragionare in questo modo, ma è così che funziona il nostro corpo, perché lui lavora per la nostra sopravvivenza.

## LA DIVAGAZIONE

Per me lo sgarro non esiste.

Lo so che ti sei sempre sentita dire il contrario e che, a volte, sei stata pure sgridata per averne fatto uno, ma nel mio metodo ***lagiustaviadimezzo*** esistono solo le ***divagazioni***, e la differenza è enorme.

Segui bene il mio discorso. Quando ti prepari per un viaggio in auto, lo organizzi in ogni fase: che tu possieda o meno un navigatore programmi tutto, dall'albergo alla strada che dovrai percorrere. Purtroppo, però, questo non ti mette al riparo da eventuali ingorghi e se ne incontri uno cosa fai? Aspetti o esci alla prima uscita e ti fai guidare dal navigatore fino alla tua destinazione?

Prima che tu possa rispondere ti dico che non c'è una scelta migliore dell'altra, c'è solo la scelta più adatta a te, quella che ti fa stare bene e in sintonia con te stessa.

Per quanto mi riguarda, per esempio, cambierei strada alla prima occasione perché in passato mi è successo di impiegare 8 ore per arrivare in Toscana, invece delle 4 previste, a causa di lavori non segnalati. Ho scelto di restare in coda e ci ho messo il doppio del tempo.

La vacanza è stata rilassante, ma ogni volta che ne parlo ricordo sempre che il viaggio è durato il doppio del previsto, quindi quella situazione mi è pesata. A destinazione ci sono arrivata, certo, ma piuttosto stanca: se avessi deciso di cambiare strada sarei arrivata di sicuro più rilassata. Magari ci avrei messo comunque più di 4 ore, ma almeno non sarei rimasta ferma ad aspettare che l'ingorgo si sbloccasse.

Un percorso alimentare funziona allo stesso modo: ha bisogno delle ***divagazioni*** per portarti a destinazione in serenità!

## È il desiderio di qualcosa

Qualcosa che per te è gustoso è un toccasana per il tuo umore.

Qualunque sia il motivo per cui lo desideri, puoi scegliere di mangiarlo oppure no, di restare sulla strada che hai scelto di percorrere – quella del solo dimagrimento – oppure di fare una piccola deviazione perché hai scelto di nutrirti in modo consapevole secondo ***lagiustaviadimezzo***.

Nel primo caso, come minimo, arriverai nervosa e forse con qualche chilo in più, perché rinunciare a qualcosa di gustoso ti pesa parecchio e ti porta a pasticciare anche quando non lo vuoi fare.

Nel secondo caso la ***divagazione*** ti aiuta a mettere quel pizzico di brio al tuo percorso, facendoti sentire coccolata e appagata.

## Ti fa sentire leggera

Anche se ti concedi una fetta di dolce in più, anche se decidi di mangiare una caramella, anche se decidi di bere il caffè con lo zucchero, non fai altro che divagare leggermente rispetto alle buone abitudini alimentari che stai seguendo.

Se dovessi decidere di resistere e non concedertelo, rischieresti di sentirti come la persona che sta in coda e che non cambia strada.

All'inizio pensi che sia la cosa migliore, perché l'altra strada non la conosci e ti serve il navigatore. Col tempo però ti rendi conto che le lancette vanno avanti, le ore passano e tu sei ferma lì in coda e non hai combinato nulla. Ti arrabbi, ti senti insoddisfatta e anche quando arrivi a destinazione sei troppo provata per apprezzare di essere arrivata.

Decidere di cambiare strada potrebbe essere veramente la soluzione per te, dopotutto il navigatore ce l'hai nel cellulare.

Allo stesso modo, per te che stai modificando le tue abitudini alimentari, che stai cambiando il tuo stile di vita, potrebbe essere necessario ogni tanto concederti qualcosa di diverso, qualcosa "della tua vecchia vita", per sentirti più leggera.

## Accorcia il viaggio

Avrai sicuramente seguito delle "diete" durante le quali pur avendo mangiato una pizza o una fetta di torta in più, hai comunque perso peso.

Ebbene, per dimagrire non basta mangiare bene, bisogna stare bene.

Se per te è importante rinunciare per raggiungere il tuo obiettivo, prima o poi cederai, , soprattutto lo farai in modo non consapevole, esagerando nelle quantità e col risultato di riprendere peso e allungare i tempi.

Eh sì, perché questi chili in più ti allontanano nuovamente dalla tua meta, ti fanno tornare verso la casella di partenza.

Se ti ascolti, capisci se hai bisogno di una divagazione, di qualcosa di buono che migliori il tuo morale e che ti faccia stare bene.

Se ignori ogni segnale del tuo corpo rinunci a stare bene, a sentirti soddisfatta e appagata. In poco tempo molli il colpo e recuperi tutto ciò che non ti sei concessa prima, riprendendo parte del peso che avevi perso.

Capita la differenza? Dopo tutto quello che ti ho spiegato dovresti aver chiara la differenza tra il concetto di sgarro e quello di divagazione.

Il primo suona subito come errore, appena lo pensi. Ha quel sapore di proibito che mette soggezione ed è proprio su quel senso di colpa che si basano tante "diete" restrittive che ti fanno riprendere peso alla velocità della luce, oltre a farti sentire sempre in punizione.

Con la divagazione, invece, puoi decidere cosa è giusto per te in quel preciso momento, perché sai che ti serve a stare bene e a proseguire il tuo viaggio in serenità.

## Cos'è la divagazione

Come avrai notato, il discorso alla base de ***lagiustaviadimezzo*** è il controllo del livello di zuccheri nel sangue.

Questo significa che la ***divagazione*** è tutto ciò che tende a impennarne troppo il livello e che è "un di più" rispetto alle tue abitudini alimentari.

Tendenzialmente è un dolce oppure un carboidrato salato non bilanciato con proteine e grassi.

Facciamo qualche esempio:

- un trancio di focaccia,
- un hamburger con patatine fritte,
- una porzione di tiramisù,
- una fetta di Pandoro,
- dei pasticcini,
- dei biscotti ricchi di zucchero,
- un gelato.

Di solito consiglio sempre di cercare di limitare le ***divagazioni*** a due a settimana, ma molto dipende dal tuo stile di vita.

La cosa importante è compensarle, continua a leggere e capirai di cosa parlo.

## LA COMPENSAZIONE

Perché la ***divagazione*** resti una parentesi dolce e nulla di più, è importante compensarla, cioè fare in modo che quell'eccesso di zuccheri venga bilanciato.

L'ideale è programmarla, ma non sempre è possibile. Come fare quindi? Se è prevista, sarà sufficiente evitare di mangiare carboidrati durante il pasto precedente.

Quindi, se questa sera hai in programma di mangiare fuori casa e non sai cosa ti verrà offerto, a pranzo mangia solo un secondo (carne o pesce o uova) e verdura (senza patate, legumi, carote, cipolle e barbabietole).

Ricordati degli spuntini e prediligi quelli a più basso impatto insulinico (vai a riguardare quelli che ti ho consigliato nel capitolo dedicato), così da bilanciare l'eventuale eccesso di carboidrati che mangerai a cena.

Se non è prevista, perché l'invito arriva all'ultimo minuto, dopo aver già mangiato una fonte di carboidrati a pranzo, l'ideale sarà evitare i carboidrati a pranzo e a cena il giorno dopo, facendo sempre due spuntini a metà mattina e a metà pomeriggio.

In entrambi i casi, ricordati anche la colazione: non va tolta solo perché a cena mangerai di più.

# Capitolo 9

## L'ATTIVITÀ FISICA

L'attività fisica spaventa tante di noi. Ci spaventa perché siamo convinte che voglia dire iscriversi in palestra e passarci 2 ore alla volta o frequentare dei corsi in piscina togliendo tempo alla famiglia. Tutto "solo" per dimagrire più velocemente.

Invece, l'attività fisica è molto di più! È tutto ciò che ti permette di tenerti attiva, di contrastare lo stress, di restare in salute, di mantenere attivi i tuoi muscoli e le tue articolazioni e di aiutare il tuo corpo a rispondere alle buone abitudini alimentari.

Con questo intendo dire che esistono diverse forme di attività fisica e che il motivo per cui è consigliabile praticarle è che ti mantengono in salute, tonica e rilassata.

### Se non ti piace, evita di farla

Che senso avrebbe seguire un corso in palestra, sapendo a priori che è un'attività che non ti piace e che farai solo per il tempo necessario a raggiungere il peso che vuoi?

Trova qualcosa che ti piace così tanto da farlo con regolarità: sarà più facile farne un'abitudine, perché ti sarà più semplice incastrarlo tra i tuoi impegni.

Come ti ho appena scritto, esistono tante forme di attività fisica, non esiste solo la palestra.

Inizia dalle piccole cose. Per esempio, invece di puntare a fare attività fisica prolungata per più giorni a settimana, prendi l'abitudine di trovare delle occasioni ogni volta che puoi.

Potresti evitare di prendere l'ascensore e invece usare le scale. Potresti parcheggiare l'auto lontana dall'ufficio o usare i mezzi. Sono piccoli esempi di come è possibile avere uno stile di vita attivo, anche solo con piccole azioni quotidiane.

Punta alla ripetibilità. Non importi un'attività fisica intensa per 3 mesi, datti come obiettivo di fare qualcosa ogni giorno. Sono la costanza e la ripetitività di un'azione che ne garantiscono gli effetti.

Certo, fare ginnastica per 3 ore al giorno, tutti i giorni, può darti buoni risultati in termini di peso, ma credi lo faccia anche a lungo termine? Cioè, sei sicura di poter sostenere quel ritmo per diversi mesi, anni? Pensaci bene.

Bastano 30' due o tre volte a settimana. È un lasso di tempo facilmente sostenibile: se ci pensi bene non è poi difficile trovare mezz'ora per 3 giorni a settimana. In più, proprio per questa "fattibilità", ti sentirai allineata con i tuoi obiettivi. È più probabile che tu riesca a rispettare questa tabella oraria, che non un abbonamento in palestra, con più sessioni a settimana in orari prestabiliti e un impegno economico fisso. Già solo questo, potrà sembrarti strano, fa la differenza sulla tua rilassatezza e quindi anche sul tuo peso.

## Inizia con sessioni da 15'

Una delle motivazioni per cui tante mie pazienti non fanno attività fisica è che non hanno "letteralmente" il tempo per farla.

Se ci pensiamo bene però, durante le nostre giornate ci sono dei momenti vuoti. Alcuni perché siamo in attesa, magari abbiamo accompagnato nostro figlio in piscina e dobbiamo aspettarlo, altri perché li passiamo a chattare al cellulare oppure a poltrire nel letto se preferiamo dormire qualche minuto in più anziché fare colazione.

Sei ancora sicura di non avere 15' a disposizione? Tieni anche conto che, se non sei abituata a fare attività fisica, è importante iniziare per gradi, proprio con un'attività di 15'.

Può trattarsi di una passeggiata sotto casa, di un giro in bici, di una camminata sul tapis roulant, di qualche esercizio di tonificazione o di qualunque cosa ti tenga attiva.

## Agganciati alle tue abitudini

Se hai difficoltà a trovare questi 15 minuti, cerca di agganciarti alle abitudini che hai già consolidato. In questo modo ti sarà più facile farne un'abitudine, senza percepire la difficoltà.

Per esempio, se in ufficio ti sposti spesso tra due piani, inizia a farlo usando le scale. In pratica non dovrai aggiungere una nuova attività, ma modificarne una che fai già con una certa regolarità.

Non dovrai neppure cercare altri 15', ma usare quelli che già occupi facendo una cosa che puoi fare in modo diverso: invece di raggiungere il tuo collega prendendo l'ascensore, lo farai prendendo le scale.

Farai le stesse cose di sempre, ma in modo più astuto. Forte vero?

### Infine, programmala

Perché tutto questo si concretizzi, devi organizzarti in anticipo. Pensa alla tua giornata e cerca delle azioni da poter trasformare in attività fisica. Se non ne trovi, cerca tre pause di 15'.

Organizzati di settimana in settimana, non pretendere di mantenere sempre le stesse attività: se il tuo lavoro si svolge su appuntamento, magari non hai sempre le stesse fasce orarie libere.

## SE LO PROGRAMMI, LO FAI

Lo devo ammettere, questa per me è una scoperta recente. Due anni fa, in un momento di particolare insoddisfazione, mi sono chiesta cosa potessi fare per migliorare questo ambito della mia vita.

Sapevo che fare attività fisica mi avrebbe fatto bene, ma non riuscivo a farla, non riuscivo a trovare un momento da dedicare a questa attività.

## In quasi due anni neanche un corso

Mi ero accorta che era almeno un anno che continuavo a promettere a me stessa che da settembre, poi da gennaio, avrei iniziato a fare attività fisica, che mi sarei iscritta ad un corso oppure in palestra.

Eppure, in quasi due anni, non avevo mai concretizzato questa idea ed è stato proprio il rendermene conto che mi ha fatto sentire così delusa da me stessa.

Così mi sono detta che era inutile pormi come obiettivo di iscrivermi a un corso, in una palestra o a una scuola di ballo perché tanto non avrei mai partecipato, quantomeno non con regolarità.

In un primo momento ho detto a me stessa che questo era dovuto ai numerosi impegni di lavoro poi però, ragionandoci su, mi sono accorta che non si trattava tanto dei vari impegni di lavoro, quanto del fatto che non avevo voglia di rinunciarci.

Sì certo, l'attività fisica mi piace – tanti anni fa andavo regolarmente in palestra dalle 3 alle 4 volte alla settimana – ma non è più come un tempo. Il mio lavoro mi piace, mi entusiasma, per questo non ho voglia di rinunciarci. Dall'altra parte però, non fare neppure un minimo di attività fisica non mi faceva sentire poi così bene. A livello fisico mi sentivo appesantita, a livello emotivo anche perché mi rendevo conto che sovrareagivo alle situazioni.

Ho capito che dovevo darmi una regolata, anche perché avrei voluto sentirmi più allineata con me stessa, con i miei valori, con i miei obiettivi.

## Onestamente, avevo altri interessi

Ho preso atto del fatto che forse non ero mai riuscita a concretizzare l'idea di iscrivermi in palestra o a un corso di ballo perché avevo e ho altre priorità.

Sì certo, tenermi attiva è uno dei miei obiettivi, però purtroppo comporta il fatto di dover momentaneamente interrompere il mio lavoro. Ed è proprio questo che mi ha impedito di concretizzare l'idea di iscrivermi in palestra.

L'attività fisica mi piace, ma non a tal punto da rinunciare a tutto ciò che amo fare per lavoro. Per come l'ho impostato, questo include tutta una serie di attività che sono collaterali alle visite in studio e che, per me, sono molto importanti, sia per fare bene il mio lavoro che per farlo divertendomi.

Quando ho capito che il tempo che avrei potuto dedicare all'attività fisica avrebbe potuto combaciare con il tempo dedicato al mio lavoro, ho trovato la soluzione al problema.

In pratica, mentre camminavo sul tapis roulant, guardavo dei video su YouTube dedicati ad argomenti di mio interesse, che esulavano dal mero discorso nutrizionale ma che, in qualche modo, potevano supportarmi nel mio lavoro e nel modo in cui lo faccio.

Mi sono resa conto che in quella maniera ero doppiamente soddisfatta: da una parte riuscivo a fare attività fisica regolare, perché associata alla visione di quei video che comunque avrei guardato, dall'altra mi portavo a casa delle nozioni in più che, fino a quel momento, avrei assimilato restando seduta.

Univo l'utile al dilettevole. Lo so che sembra banale, ma è proprio quello che facevo. In quel modo non mi sentivo più come se stessi rubando spazio ai miei progetti, non pensavo più di non riuscire a metterli in pratica: fare due cose in contemporanea mi permetteva di sfruttare meglio il mio tempo.

## Poi ho iniziato a programmare

Mi ero accorta che non era sufficiente sapere di poter fare due cose in contemporanea per fare la differenza, ma lo era decidere in anticipo quando sarebbe stato possibile fare queste cose.

Così ho imparato a prendere in mano l'agenda e a decidere, sulla base degli impegni del giorno dopo, dove andare ad inserire questi 15-30 minuti di attività fisica.

Col tempo ho poi capito che la programmazione era più efficace se la facevo con un anticipo maggiore, quindi di settimana in settimana.

Da una parte la mia attività lavorativa si organizza su appuntamenti, quindi, è abbastanza costante in termini di ripartizione oraria tra una settimana e l'altra, dall'altra decidere in anticipo i giorni in cui avrei inserito l'attività fisica mi permetteva di correre ai ripari qualora ci fosse stata una variazione nella tabella oraria.

In pratica sapere già, di settimana in settimana, che ho dei giorni fissi per fare attività fisica e, grosso modo, anche delle fasce orarie dedicate, mi permette di essere più costante.

Mi aiuta persino a trovare delle fasce orarie alternative, qualora la mia programmazione lavorativa dovesse subire delle variazioni.

Ecco perché dico che se lo programmi, lo fai: perché ho provato io stessa che così funziona davvero.

Non so quante volte ho pensato a quante cose avrei voluto fare nell'arco di una settimana e quante volte sono rimasta delusa nell'accorgermi che queste cose non le facevo mai.

Ero convinta di non avere tempo, di non essere capace di usarlo, di essere disorganizzata, di avere troppe cose da fare, di avere troppi impegni, di aver dato al mio lavoro talmente tante sfaccettature da non avere più tempo per me.

Invece non era così e quando me ne sono accorta ho sorriso e ho capito che avevo perso tante occasioni per realizzarmi.

## DALLE 7:00 ALLE 7:30

Programmare l'attività fisica è esattamente come programmare qualunque altra attività, giornaliera o settimanale.

Se lo fai, sei più produttiva perché sviluppi intenzionalità (ne abbiamo già parlato), se non lo fai avrai sempre l'impressione di fare una corsa contro il tempo, di essere in ritardo, di non realizzare nulla e sarai sempre insoddisfatta.

Questo perché programmare ti permette di organizzare al meglio la giornata e portare a termine l'azione che hai programmato di fare.

Per esempio, se prendi un impegno con tuo figlio per accompagnarlo a calcio o con tua figlia per accompagnarla a danza, farai in modo di arrivare a casa in orario.

## Programmare è l'unica soluzione

Questo per dirti che ragionare in questo modo vale per qualunque attività tu voglia inserire regolarmente nella tua giornata.

Se vuoi fare una colazione bilanciata, è bene che tu decida il giorno prima cosa mangerai il giorno dopo e, magari, che apparecchi la tavola in anticipo, così al mattino, quando ti sveglierai, troverai già tutto pronto.

Se vuoi mangiare in ufficio portandoti il pranzo da casa, dovrai cucinare in anticipo decidendo per tempo che cosa preparare la sera prima.

Se vuoi evitare di trovarti in silenzio davanti al frigorifero per 10 minuti buoni, nella speranza di avere l'ispirazione per cucinare la cena, devi per forza decidere in anticipo che cosa cucinerai.

Se vuoi fare regolarmente gli spuntini, non puoi fare altro che scegliere quali preferisci e porzionarli in anticipo di giorno in giorno.

Se vuoi acquisire l'abitudine di bere quotidianamente un litro e mezzo o due di acqua, non potrai fare altro che prepararti una borraccia, un termos o una bottiglia con la giusta quantità per la giornata, così da essere sicura di averla davvero bevuta tutta.

Se non lo farai sarai in balia degli eventi, ti sentirai sempre non padrona di te stessa e della tua vita, ti sentirai inadatta, sempre di corsa e insoddisfatta perché a fine giornata ti guarderai indietro e di tutte le cose che volevi fare non ne avrai fatta mezza.

Non c'è niente da fare, la programmazione è la soluzione per raggiungere tutti i tuoi obiettivi, perché sono tutti programmabili.

Te lo dice una che, dopo mesi di tentativi, ha capito che era sufficiente dedicare 30' dalle 7:00 alle 7:30 del mattino per leggere un libro, per sentirsi più soddisfatta e appagata durante la giornata.

Farlo voleva dire lavorare su me stessa, approfondire tematiche per me importanti per il mio lavoro e lavorare sulla mia crescita personale. Questo perché i libri che leggo non sono romanzi, ma libri che favoriscono la crescita interiore e il miglioramento di se stessi.

Iniziare la giornata in quel modo mi dava degli spunti utili per gestire al meglio il mio lavoro. In parole povere, mi aiutava a essere in linea con me stessa e con i miei obiettivi.

Credimi, non ti serve un menù scritto da un'altra persona. Ti serve lavorare su te stessa e sulla tua organizzazione!

# Conclusioni

E adesso?

Ora non ti resta che scaricare il workbook che ho preparato per te: ti aiuterà fin da subito a mettere in pratica ***lagiustaviadimezzo***!

Per averlo, inquadra il QR code!

# Ringraziamenti

Il mio primo grazie va a Federica Ometti, Coach & Strategist, che mi ha dato la giusta spinta per scrivere questo libro. Coltivavo questa idea da anni, ma non trovavo la motivazione per trasformarla in realtà: col suo aiuto ho realizzato questo e molto di più!

Grazie a lei ho conosciuto il team di Ester Sofia Ricci, Progettista Editoriale e Founder di EDITATE, senza la quale questo libro non avrebbe mai visto la luce. La ringrazio per la pazienza e il supporto tecnico, entrambi fondamentali.

Voglio ringraziare anche tutte le mie pazienti e le mie followers: grazie ai loro dubbi e alle loro domande mi hanno ispirata per la stesura di questo libro.

Infine, un grazie di cuore alla mia famiglia che, da sempre, mi sostiene in ogni mio progetto, personale e lavorativo.

# Restiamo in contatto

Sul mio sito WWW.UNANUTRIZIONISTAPERAMICA.IT parlo di nutrizione, motivazione, emozioni e cucina.

Col mio profilo Instagram @unanutrizionistaperamica accorcio le distanze per conoscerti meglio.

E con la mia NEWSLETTER chiacchiero con te come fossimo sedute in cucina, davanti a una bella tazza di tisana.

TI ASPETTO!

Elena

La tua Amica Nutrizionista

REALIZZAZIONE GRAFICA E PUBBLICAZIONE A CURA DI:
WWW.EDITATE.IT

www.ingramcontent.com/pod-product-compliance
Lightning Source LLC
LaVergne TN
LVHW010609160826
845677LV00013B/3322

* 9 7 9 8 3 6 6 1 8 8 5 5 5 *